MULADHARA

MULADHARA

Sé tu propia luz

José María Sánchez Navarro

Ediciones
Luciérnaga

Diseño de la cubierta: Planeta Arte & Diseño

Primera edición: febrero de 2025

Ediciones Luciérnaga
Av. Diagonal 662-664
08034 Barcelona
www.planetadelibros.com

ISBN: 978-84-19996-76-3
Depósito legal: B. 14.428-2024

Impreso en España – *Printed in Spain*

Este libro lo escribí antes de saber que mi amada Ariadna llegaría a mi vida. Quiero dar las gracias por tan inconmensurable encuentro álmico en esta vida de vidas. Ahora, consciente de este encuentro, dedico los sentires expuestos en este libro a mi amada, que me acompaña y me sana en todos los aspectos de mi vida. También dedico este libro a la madre tierra, que me permite caminar por ella, sentirla y habitarla. De no ser por su inconmensurable amor, ninguno de nosotros podríamos vivir esta experiencia que llamamos vida. Su fuerza de la gravedad es el abrazo permanente que nos aporta la estabilidad para vivir en su materia carbonada, así que no puedo más que agradecer a Gaia, la Pachamama, su gran amor por todos los seres que compartimos sus reinos. ¡Cómo no dedicarle estas líneas a un ser ascendido cuya energía está totalmente imbuida en este libro!

Si supiera que el mundo se acaba mañana,
aún hoy plantaría un árbol.

MARTIN LUTHER KING

SUMARIO

INTRODUCCIÓN

Considero que es la vida la que me ha inspirado a escribir este libro. Me siento un privilegiado por haber encontrado, dentro de mí (del ser que soy expresado como humano), el amor que me ha motivado a emprender esta tarea, para el beneficio de todos los seres.

He sentido que este primer libro tenía que ser una manifestación de lo que todos tenemos dentro y que está al servicio de la vida, de los seres junto a los que caminamos y, muy en particular, de nosotros mismos.

Muladhara pretende acompañar el despertar de algo de lo que todos estamos tomando conciencia: que todos somos luz de sanación, que llevamos a un terapeuta interno que está esperando a ser descubierto o simplemente afianzado.

Cuando me dispongo a iniciar esta secuencia de libros, observo dentro de mí un matiz que, a veces, nos pasa inadvertido, y es que, en muchas ocasiones, contraponemos la muerte a la vida, cuando lo más adecuado sería contraponerla al nacimiento. Porque la vida no nace ni muere; siempre está ahí. Es cierto que está sometida a una transmutación continua y a la impermanencia, pero no deja de estar viva en ningún momento. Los que morimos y nacemos somos nosotros, los humanos, sin embargo, lo hacemos dentro de la vida. Como esta no cesa nunca, lo más sabio que podemos hacer es fluir con ella, como fluyen los ríos. Mientras no lo hagamos, seguiremos topando una y otra vez con los muros de experiencia y aprendizaje que nos brinda.

Siendo consciente, como tú, de estos momentos polarizantes de la vida, sentí la necesidad de plasmar en una serie de libros información concreta que nos sirva para ajustar, tanto como sea posible, nuestros cuerpos físico, mental, álmico, espiritual y energético.

Mi intención es dedicar un libro a cada uno de los siete chakras. Me ha parecido lo más adecuado comenzar por el chakra de la tierra, *muladhara*. Sé que otras tradiciones recomiendan empezar por el sexto chakra, *ajna,* pero he optado por *muladhara* porque enraizarnos en la tierra húmeda y fértil de la Pachamama es lo primero que sentimos que debemos hacer para entrar en contacto con la vida. Esto es así porque la tierra nos proporciona sostén en los momentos difíciles. ¿Quién de entre nosotros, en momentos de ansiedad o nerviosismo, no ha caminado largo rato hasta encontrarse mejor, ha meditado junto a un árbol o se ha descalzado en la playa o en la montaña para recuperar la sensación de enraizamiento?

Empezar por la tierra tiene un sentido especial para la experiencia álmica, pues significa vivenciar lo desconocido, el gran misterio de la vida. Abrirnos al misterio de la vida significa vivir desde la ausencia de deseo. De hecho, podemos decir que el deseo equivale a querer y la ausencia de deseo equivale a aceptar.

Espero que estas líneas, escritas desde el corazón y teniendo en cuenta el sentido que tiene recorrer un camino como almas en este mundo, puedan acompañarte en tus vivencias. Espero también que, juntos, mantengamos la luz del espíritu encendida y logremos que nuestro corazón conserve su calidad.

El tao que puede expresarse no es el tao eterno.
El nombre que puede nombrarse no es el nombre eterno.

LAO-TSE, *Tao Te King*

Capítulo 1

EL CHAKRA *MULADHARA*

Energizando la materia, Brahma se hizo masa. Así nació la materia, y de esa materia la vida, la mente y los mundos.

Mundana Upanishad, 1.1.8

¿Qué es un chakra?

La traducción literal de *chakra* es «rueda que gira». Todo chakra o centro energético tiene un giro, que puede ser adecuado o inadecuado. El sentido adecuado es el que coincide con el movimiento de las agujas del reloj; este giro nos da la información de que la energía va de adentro hacia afuera. Todo en la vida va de adentro hacia afuera; no ocurre nada fuera de nosotros que previamente no haya ocurrido dentro. Como decía mi maestro el lama Djinpa, nada ocurre fuera de la mente.

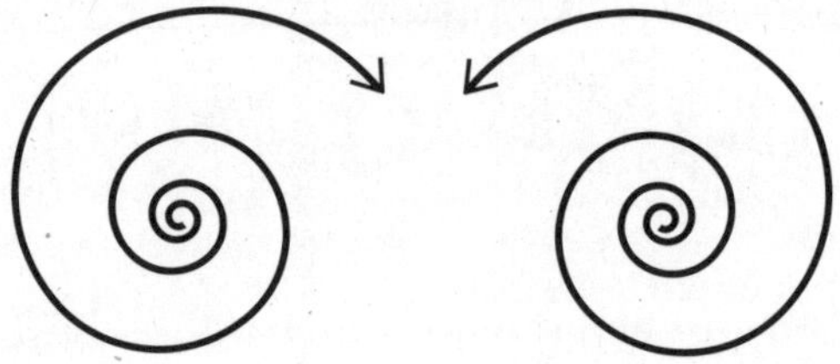

Sentido horario
Chakra equilibrado

Sentido antihorario
Chakra desequilibrado

Por lo tanto, si yo doy desde adentro, no debo esperar que eso venga de afuera. Por ejemplo, sabemos que el amor hay que tenerlo dentro antes de encontrarlo en el exterior. Si lo buscamos fuera, seremos personas dependientes, apegadas, frustradas y agresivas. Otro ejemplo: somos nosotros quienes tenemos que ser personas seguras de sí mismas para poder encontrar seguridad; de lo contrario, si somos inseguros, siempre encontraremos momentos de inseguridad en la vida. Para que algo cambie fuera, primero ha de cambiar dentro de nosotros.

> No gastes más tiempo argumentando acerca de lo que debe ser un buen hombre. Sé uno.
>
> Marco Aurelio

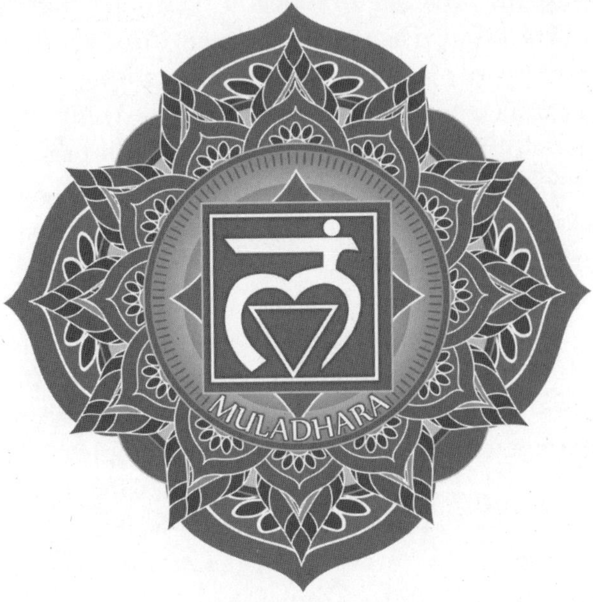

MULADHARA

Sanskrit: मूलाधार

ROOT CHAKRA

Nuestro cuerpo energético incluye más de setenta mil chakras, aunque todos ellos son regulados por siete chakras principales. Estos siete chakras están distribuidos a lo largo de la columna vertebral y presentan una relación directa con el sistema endocrino. Nuestra salud física (sistemas nervioso, endocrino e inmunitario), psíquica (mente-emociones) y energética (alma-espíritu) depende de que los centros energéticos que son los chakras estén equilibrados. En este primer libro profundizaremos en el primer chakra en relación con estos diversos aspectos de la salud. De esta manera comenzaremos a trabajar en la sanación holística y en el equilibrado holístico de los chakras, no solo por nuestro propio bien, sino también en favor de la sanación universal, pues el propósito de estas obras es que todos los seres salgan beneficiados.

Muladhara

El chakra *muladhara*, también conocido como chakra raíz, supone el inicio de nuestra conexión con la madre tierra, de la cual sacamos nuestra fuerza y voluntad. Este chakra nos permite elevarnos sobre la naturaleza del humano que vive las experiencias físicas y desprendernos de nuestros miedos más profundos.

El chakra *muladhara* se desequilibra cuando nos anclamos a nuestros miedos más hondos, arcaicos e inconscientes. El miedo más profundo y central que albergamos es el de desaparecer y no tener un significado especial en esta existencia. Tememos ser el mero reflejo de algo que existió sin pena ni gloria, que no estuvo marcado por el éxito ni por el fracaso, que no ocupó ningún trono y ni siquiera un lugar.

Al inicio de esta vida humana tomamos contacto con la personalidad, que es el personaje con el que nos disfrazamos. La personalidad se divide en el temperamento (lo que traemos de serie) y el carácter (lo que aprendemos en la experiencia humana). Nada más salir del vientre de la madre asimilamos la nueva forma; pasamos de un estado embrionario silícico a un estado carbónico. Pasamos de un sitio cerrado a un mundo nuevo que no está confinado entre paredes, de la coagulación a la disolución.

Todo esto no pasa inadvertido; queda registrado en la parte inconsciente de nuestro cuerpo mental y en el chakra raíz en nuestro cuerpo álmico.

Equilibrar este centro energético nos llevará a liberarnos del miedo y a asentarnos en la tierra, un enraizamiento necesario para nuestra experiencia aquí en Gaia. Más adelante hablaremos del elemento tierra en la formación de nuestro cuerpo físico; por ahora, debes saber que es indispensable para vivir la experiencia humana. Esto es así porque, en caso de no tener nada de tierra en nuestra vida, no solo seremos presa del miedo, sino que, además, viviremos la impulsividad y la ansiedad de una forma intensa.

Algo muy necesario para poner freno a la impulsividad y a la ansiedad es experimentar que de nuestro ser surge una raíz hacia la tierra, hacia la Pachamama. Sentirnos enraizados significa que estamos enlazados sinérgicamente con todo lo que la tierra piensa, siente, percibe, libera, destruye o ama. La Pachamama deja que la habitemos; es un ser vivo, un ser sintiente que se encuentra en su proceso evolutivo consciencial. Y así como nosotros nos encontramos en un momento evolutivo concreto, lo mismo ocurre con ella; está embarcada en su propia experiencia cósmica.

Como es arriba, es abajo.

HERMES TRISMEGISTO

Es por ello por lo que sentir que nos anclamos con una raíz a esta maravillosa madre nos permite vivir la experiencia con más conciencia. Poco a poco, nos vamos dando cuenta de que la vida merece ser vivida de tal forma que nuestro paso por aquí deje una impresión en el inconsciente individual, colectivo y universal de amor, comprensión, confianza, paz y sabiduría. Sabemos que estamos enraizados cuando sentimos que, suceda lo que suceda en nuestra vida, todo forma parte de una experiencia de muerte y nacimiento, de coagulación y disolución, de amor y miedo.

La Pachamama así nos lo muestra a cada instante, pues nos abraza en todo momento con su fuerza de la gravedad; nos acoge a pesar de la inconsciencia que mostramos en muchas ocasiones, es decir, cuando la sobreexplotamos, la contaminamos, le faltamos al respeto y no la cuidamos. Ella es experiencia álmica consciencial situada en el AMOR, y es consciente de todo lo que sucede: la destrucción y la construcción, el miedo y el amor, la seguridad y la inseguridad, la confianza y la desconfianza, el frío y el calor, la lluvia y la sequía, la erosión y la explosión. Es decir, es consciente de todos los fenómenos duales. Podemos percibirnos enraizados cuando gestionamos adecuadamente la dualidad y apreciamos que todo es relativo e impermanente.

Localización.	Zona perineal central, entre el ano y los genitales.
Significado.	«Morada original.» Raíz, fundamento.
Elemento.	Tierra.
Función energética.	Apana.

Componente emocional.	Agresividad.
Función psicológica.	Supervivencia.
Derecho.	A tener, poseer.
Sentimiento negativo.	El miedo.
Glándula.	Las suprarrenales.
Sentido.	El olfato.
Partes del cuerpo.	Piernas, pies, huesos, intestino grueso.
Afecciones.	Obesidad, anorexia, ciática, estreñimiento, artritis.
Tipo de deseo.	Seguridad.
Color.	Rojo.
Sonido (mantra *bija*).	LAM.
Planeta.	Marte.
Geometría sagrada.	Hexaedro.
Alteraciones psicológicas de la personalidad por sobrecarga energética.	Agresividad descontrolada.

Alteraciones psicológicas de la personalidad por debilidad energética.	Agresividad retenida.
Zona de la columna vertebral.	Coxis.

Yantra: visualiza una flor de loto roja de cuatro pétalos... En el centro, un cuadrado amarillo, y en el interior del cuadrado, un triángulo rojo invertido... Dentro del triángulo, un Shiva lingam (símbolo de la conciencia suprema) y la *kundalini shakti* (energía cósmica individualizada), en forma de serpiente enroscada en él.

El chakra *muladhara* es llamado la «morada original» porque es allí donde reposa la *kundalini* como una serpiente enroscada en un *Shiva lingam,* tres veces y media sobre sí misma, con la cabeza dirigida hacia la entrada del canal central o *sushumna*. Es la raíz de *sushumna* y donde este se junta con el *kanda* o raíz de todos los *nadis*.

ASTROLOGÍA DE *MULADHARA*

No me interesa aquí la astrología como herramienta predictiva del futuro, sino como herramienta que nos permite observar tendencias, que, por otra parte, no determinan nada, ya que siempre se pueden cambiar.

La vida es una aventura en la que, como auténticos exploradores, vamos descubriendo caminos. Por suerte, nos regalan mapas para que nos orientemos. Para mí, la astrología nos ofrece uno de estos mapas; un mapa que contiene la información necesaria para que no nos perdamos. Que nos perdamos o no ya dependerá de nosotros, de nuestra actitud en el curso de la aventura. En cualquier caso, la astrología es una herramienta entre muchas otras, y no nos impone nada. Cada uno de nosotros tenemos el poder inalienable de decidir qué hacer en función de nuestro sentir.

El planeta asociado a *muladhara* es Marte, que nos propone la creación o la destrucción por medio de la acción.

Marte representa la capacidad de decisión, la iniciativa, la energía que ponemos en las acciones. Simboliza el espíritu competitivo, el afán de conquista y los actos instintivos.

Marte también está asociado a la agresividad, a la sexualidad activa y al impulso masculino. En la carta natal de un hombre, representa parte de su identidad masculina, junto con el Sol; en la de una mujer, representa la imagen que tiene esta de lo masculino.

El signo en el que se encuentra Marte en la carta natal indica cómo vamos en busca de lo que queremos, cómo lo conquistamos, la forma en que luchamos por las cosas y también cómo nos autoafirmamos.

La casa que ocupa Marte en la carta natal revela las áreas de la vida en las que defendemos aquello en lo que creemos; cómo nos mostramos competitivos en favor de nuestros intereses.

La relación de Marte con *muladhara* se vehicula a través de la conexión con la tierra, con lo más arcaico de las raíces humanas. Al equilibrar este centro energético nos enraizamos a la tierra, la supervivencia y la vida en su estado más puro. Activar el eje *muladhara*-Marte nos permite dirigir con discernimiento la energía de construcción o destrucción. La vida nos propone construir y muchas veces destruir: nos invita a destruir viejos patrones, viejas conciencias y viejas formas de supervivencia para que aceptemos e integremos el miedo a la muerte.

GEOMETRÍA SAGRADA EN *MULADHARA*

El término *geometría* significa «medida o medición de la tierra», pues quedó asociada a las mediciones desde tiempos inmemoriales. La geometría se desarrolló en el antiguo Egipto ante la necesidad de marcar los campos de cultivo una y otra vez, pues el Nilo los borraba todos los años con sus crecidas.

El universo responde a las leyes que pueden ser expresadas matemáticamente. Un apartado especial lo constituye la llamada *geometría sagrada*.

La geometría sagrada no se limita a las medidas, sino que encuentra explicación a los patrones energéticos que han servido para crear todas las formas desde el Todo metafísico. Podemos observar estos patrones en las plantas, en los animales o en el ser humano: en los panales que forman las abejas, en el romanesco, en la piel de una boa, en la concha de un caracol, en el ADN humano, en el desarrollo embrionario... Y también podemos observarlos en la formación y los ritmos de los planetas, las galaxias y los multiversos.

Por lo tanto, todo está regido por la geometría sagrada, desde lo más grande hasta lo más pequeño. *Geometría* o *ge-meter* equivale a la diosa Deméter, la Divina Mater, que dirige los aspectos misteriosos del universo. Así pues, hay que entender que la geometría sagrada es una expresión de la Madre Divina.

Si ha habido alguien relevante en el campo de la geometría sagrada, esta persona ha sido Pitágoras. En la antigüedad, la geometría abarcaba todas las matemáticas y era una de las ciencias sagradas en las que descansaba la arquitectura, el arte de la construcción que llevó la edificación espiritual hasta los francmasones de la Edad Media.

Pitágoras planteó un sistema filosófico y científico cuyo objetivo principal era la purificación y el desarrollo del alma. Fue uno de los grandes sabios de Grecia, y su legado filosófico y científico contribuyó al esplendor de la antigua Hélade entre los años 570 y 490 a. C., aproximadamente. Es difícil encontrar datos sobre su vida, pero sus descubrimientos y aportaciones constituyen una herencia perpetua. La geometría sagrada y la numerología pitagórica son algunas de estas aportaciones.

El hexaedro o cubo es la estructura de geometría sagrada que corresponde al primer centro energético, *muladhara*. Para los pitagóricos, la héxada (el 6) simboliza el principio de la vida que anima, vitaliza y le da estabilidad y salud perfecta a la materia amorfa, dado que es el número del alma. El 6 también es la doble trinidad, es decir, la potenciación doble del cuerpo, el alma y el Espíritu Santo. Además, la héxada se tuvo en cuenta como símbolo de la procreación y la familia, ya que se genera multiplicando dos números contrarios, el 2 (primer par femenino) y el 3 (primer impar masculino), números que, por otra parte, al unirse a la unidad generan también el 6 (2 + 3 + 1 = 6).

> La geometría es el conocimiento de lo eternamente existente.
>
> PITÁGORAS

DESEQUILIBRIOS FÍSICOS

La ralentización o el giro inadecuado del centro energético *muladhara* tiene una serie de impactos en todos los niveles de la persona. Empezaremos viendo las repercusiones en el ámbito físico, en los próximos capítulos, e iremos avanzando hacia lo más energético. Vamos a estudiar en profundidad, seguidamente, qué afecciones encontramos vinculadas a este centro energético y cómo podemos equilibrarlo desde todas las ópticas naturopáticas.

Capítulo 2

OBESIDAD

Uno de los desequilibrios más extendidos entre la población es el aumento de peso. Es uno de los procesos que más nos ocupan a los que nos dedicamos a la salud.

La obesidad no es solo aumento de peso; también es un exceso de tóxicos en el cuerpo. Desde la óptica naturopática, tiene un mayor efecto el consumo excesivo de tóxicos que ingerir demasiadas calorías.

La obesidad es una enfermedad crónica caracterizada por el incremento suprafisiológico de los depósitos grasos del organismo. Está ligada a una constelación de patologías asociadas, como la diabetes mellitus tipo 2, la dislipemia, la hipertensión arterial y las enfermedades cardiovasculares, que determinan una disminución de la expectativa de vida.

Hoy en día, las dietas hipocalóricas no tienen ya prácticamente cabida en la praxis nutricional, pues es ya sabido que el principal problema es el potencial tóxico de la alimentación que llevamos en general, una alimentación caracterizada por el consumo excesivo de alimentos fritos, embutidos, cereales refinados, azúcares refinados, grasas trans, lácteos, transgénicos, estabilizantes, conservantes, colorantes, glutamatos, etcétera. Además, tendemos a comer demasiado en las horas de ingesta.

Por lo tanto, lo que más recomiendo son las dietas hipotóxicas. No cabe ninguna duda de que los vegetales tienen que estar más presentes en nuestra alimentación que la proteína animal. Hace unos años habría recomendado una alimentación vegetariana estricta, pero en mis últimos años de práctica naturopática he observado que, en muchos casos, es necesaria ese tipo de proteína. Por supuesto, a la hora de incluir la proteína animal en nuestra alimentación debemos hacerlo con un respeto y una responsabilidad máximos. No es necesario ingerir esta proteína en forma de carne o de pescado más de dos veces a la semana. Teniendo en cuenta que el huevo también está presente en nuestra alimentación, no se requiere más proteína animal. Así pues, el mundo de los vegetales (cereales integrales, legumbres, frutas, semillas, germinados y frutos secos) es nuestro mejor aliado para reducir el exceso de peso y la obesidad.

Antes se creía que el hecho de estar muy delgado se debía a carencias nutricionales y que el hecho de estar gordo era el resultado de comer demasiado. Pero, en muchos casos, no es correcto establecer esta relación de causa-efecto. En mi praxis diaria he observado que un sistema endocrino desequilibrado por el estrés tiene un gran impacto: glándulas como la hipófisis, los ovarios, los testículos, la tiroides o el páncreas regulan los procesos metabólicos y, por ende, el peso en los humanos.

ALIMENTOS QUE NOS AYUDAN A REDUCIR LA OBESIDAD

◊ **Legumbres,** fuente de ambas fibras, la soluble y la insoluble. La soluble nos ayuda a hacer la digestión y la insoluble tiene una acción contraria al estreñimiento. En caso de obesidad, las legumbres más recomendadas son los *azukis*, las judías y las lentejas rojas.

◊ **Algas,** cuyos mucílagos son capaces de reducir hasta diez veces su peso en agua. Esto hace que aumenten de volumen en el estómago, produciendo saciedad. Además, el yodo que contienen activa la función tiroidea, lo cual estimula el metabolismo y la combustión de glúcidos, también llamados hidratos de carbono. En caso de obesidad, considero especialmente recomendable la **espirulina.**

◊ **Brócoli,** bajo en azúcares y en calorías. Aporta la provitamina A y la vitamina C, y también minerales y elementos fitoquímicos de acción antitumoral; además, produce saciedad y tiene un efecto desintoxicante en el hígado.

◊ **Calabacín,** diurético y bajo en grasas. Favorece la eliminación de los tóxicos digestivos.

◊ **Chucrut,** digestivo y depurativo sanguíneo, además de probiótico.

◊ **Nabo,** muy bajo en grasas, saciante y depurador hepático. La correcta función del hígado es necesaria para una adecuada función biliar, y la digestión depende del correcto funcionamiento hepatobiliar. (Una digestión inadecuada da lugar a exceso de peso.)

◊ **Pepino,** alcalinizante y diurético.

◊ **Pomelo,** depurativo y antioxidante. El pomelo limpia la sangre. (El exceso de toxinas en la sangre hace que retengamos líquidos y, por ende, que ganemos peso.)

◊ **Cereza,** depurativa y diurética. Las cerezas deben comerse lentamente, de una en una; de esta manera, obtenemos una gran saciedad consumiendo unas pocas. Un puñado de cerezas comidas lentamente pueden reemplazar un plato de comida.

◊ **Arroz integral.** Es un cereal magnífico que, puesto en remojo la noche anterior y tostado antes de cocerlo, equilibra nuestras energías yin y yang. También contribuye a la detoxificación intestinal. (El exceso de residuos tóxicos en los intestinos favorece la obesidad.)

En caso de obesidad, es recomendable un grado de ejercicio físico: habría que caminar dos horas al día por lo menos, empezando por intervalos de tiempo más cortos, que se irían incrementando hasta alcanzar esta meta. Por ejemplo, se podría empezar por caminar quince minutos por la mañana y quince por la tarde, e ir aumentando el tiempo. Cuando se lleve una temporada andando y el peso lo permita, se puede empezar a correr o ir en bicicleta; dedicar treinta minutos a esta actividad dos o tres veces a la semana será más que suficiente.

No hay que olvidar que se trata de buscar siempre el equilibrio, igual que hacen nuestras células. Por ello, el ejercicio físico es adecuado. El deporte no lo es tanto. ¿Por qué distingo entre el ejercicio físico y el deporte? Porque el ejercicio físico mantiene activo el metabolismo y el equilibrio correcto entre el oxígeno y el dióxido de carbono, mientras que el deporte es una práctica excesiva que conduce a la oxidación. También es conveniente sentir que, en esta experiencia de vida, la quietud es lo más importante. El ejercicio físico es más compatible con esta quietud que el deporte, debido al alto grado de exigencia de este último.

FITOTERAPIA

Dentro del campo naturopático nos encontramos, para equilibrar la salud, con el increíble mundo de las plantas. Este ámbito es tan amplio como el universo mismo, y es tratado por la disciplina denominada *fitoterapia*. *Fitoterapia* es un neologismo formado a partir de dos vocablos griegos: *phyton* (planta) y *therapeía* (cuidar, atender, aliviar).

Desde los albores de la humanidad, la gente ha recuperado la salud aprovechando el poder de las plantas. Todos los seres de la Tierra sienten que el reino vegetal los ayuda a recuperar la salud. Lo tienen claro nuestros perros o gatos cuando limpian su organismo ingiriendo hierba, y las abejas cuando llevan a cabo la polinización de la que depende la supervivencia de todas las especies del planeta, incluida la humana.

Mucho tiempo antes de dibujar petroglifos sobre la roca, de componer las letras del alfabeto y de establecer las leyes para las ciudades, el hombre, que vivía en los bosques, ya buscaba en el mundo vegetal remedios para cada uno de sus desequilibrios, bajo la guía de su instinto primario. Vencía la fatiga con las hojas de coca, estimulaba su energía con la raíz del *ginseng*, aliviaba sus dolores con la árnica e incrementaba su vitalidad con la raíz de la mandrágora.

Muchas civilizaciones antiguas, como la asirio-babilónica, la hebrea, la egipcia, la árabe, la romana, la nahual, etcétera, fueron recopilando conocimientos sobre las plantas. Antiguamente, las civilizaciones más conectadas con la tierra sabían que, cuando la enfermedad aparecía, era porque se había perdido el equilibrio entre el cielo (yang-papá) y la tierra (yin-mamá). Y sabían que era el momento de acudir a la abuelita o al abuelito medicina para que utilizara la planta que restablecería el equilibrio entre el cielo y la tierra, lo cual conduciría a que el cuerpo, la mente, el alma y el espíritu recobrasen su equilibrio.

Procederemos ahora a examinar las plantas que tienen un efecto positivo en caso de obesidad. Además de favorecer nuestra salud física, nos conducirán a reconectar con el sentido de nuestra vida, gracias a que albergan la fuerza de los cinco elementos (fuego, tierra, aire, agua y éter).

Fitoterapia para la obesidad

Achicoria *(Cichorium intybus L.)*

- ◊ Principios activos de la raíz: inulina (fibra), hierro (transportador de oxígeno), potasio (regulador celular), sodio (regulador celular) y magnesio (alcalinizante).
- ◊ Indicaciones: anorexia, dispepsias hiposecretoras, desequilibrios hepatobiliares, hepatitis, estreñimiento, disminución de la orina, cistitis, piedras en el riñón y aumento de peso.
- ◊ Precauciones: el uso de diuréticos en presencia de hipertensión o cardiopatías puede provocar descompensación tensional, o puede potenciar el efecto de medicamentos que se tomen para el corazón.

Diente de león *(Taraxacum officinale Weber)*

- ◊ Principios activos de las hojas: flavonoides (antioxidantes y buenos para el flujo microcirculatorio), cumarinas (anticoagulantes), vitaminas B (cofactores enzimáticos) y vitamina C.

◊ Indicaciones: desequilibrios hepatobiliares, estreñimiento, sobrepeso, acné, psoriasis, eccemas, ácido úrico, y retención de líquidos.

◊ Contraindicaciones: obstrucción de las vías biliares.

Ortiga mayor o verde *(Urtica dioica L.)*

◊ Principios activos de las hojas: clorofila (alcalinizante), carotenoides (antioxidantes), flavonoides (circulatorios), hierro (activador energético), calcio (remineralizante óseo), silicio (activador de colágenos), azufre (limpia el hígado), potasio (diurético), manganeso (ansiolítico), acetilcolina (neurotransmisor que ayuda a la contracción muscular) y serotonina (neurotransmisor que ayuda a la relajación muscular y a la felicidad).

◊ Indicaciones: aumenta la diuresis; infecciones de orina, prostatitis, hipertensión arterial, diabetes, insuficiencia de retorno venoso e inflamaciones osteoarticulares.

◊ Precauciones: sus semillas son muy laxantes; el consumo de veinte o treinta provoca un efecto laxante drástico. El uso de diuréticos en presencia de hipertensión o cardiopatías puede provocar descompensación tensional, o puede potenciar el efecto de medicamentos que se tomen para el corazón.

Rosal silvestre *(Rosa canina L.)*

- ◊ Principios activos: ácido ascórbico (antioxidante), vitamina A (antioxidante-inmunoestimulante), riboflavina o vitamina B2 (esencial para la metabolización de hidratos de carbono), taninos (antioxidantes) y ácido gálico (antioxidante-antimicrobiano).
- ◊ Indicaciones: infecciones por bacterias, función antibiótica, fragilidad capilar, retención de líquidos, varices, hemorroides e hipertensión arterial.
- ◊ Contraindicaciones: no se han descrito.

Esta mezcla debe seguir unas proporciones fitoterápicas adecuadas: un 50 por ciento de achicoria, un 25 por ciento de diente de león, un 15 por ciento de ortiga mayor y un 10 por ciento de rosal silvestre.

Para hacer este preparado fitoterápico, pon a hervir la raíz de achicoria durante diez minutos. Cuando haya terminado de hervir, sácala del fuego y añádele las plantas que quedan por echar en las proporciones indicadas. Deja reposar la mezcla durante diez minutos y ya estará lista para tomar.

Hay que tener en cuenta lo siguiente: cuando se trabaje con la fitoterapia: los troncos, las raíces, las cortezas y las ramas hay que hervirlos durante diez minutos (decocción), mientras que los pétalos, hojas y hierbas se infusionan en lugar de cocerlos: se pone a hervir el agua y, cuando rompe a hervir, se retira del fuego y se echan en ella (infusionado).

HOMEOPATÍA PARA LA OBESIDAD

La homeopatía es una práctica tan atacada como controvertida en la sociedad actual, y eso a pesar de que el Real Decreto 2208/1994, de 16 de noviembre,* otorga la condición de medicamentos a los productos homeopáticos, al establecer su regulación en el uso humano de fabricación industrial.

Si estamos hablando de medicamentos, se supone que están regulados por los estamentos gubernamentales correspondientes con el fin de garantizar la protección de los ciudadanos, como la Agencia Española de Medicamentos y Productos Sanitarios (AEMPS). Si existe una regulación, estos medicamentos tienen que estar sujetos a estudios y, por lo tanto, a contro-

* Publicado en el *BOE* número 284, de 28 de noviembre de 1994, páginas 36.299-36.301.

les de calidad que garanticen la protección del consumidor. ¿O acaso las agencias gubernamentales no realizan estos controles, estudios o seguimientos? También podría ser que los ataques de los que es objeto la homeopatía estén ejecutados por *lobbies* farmacéuticos que quieren mantener el control del ámbito de la salud a toda costa. Cada vez es más evidente que los intereses económicos están por encima de los de la salud de la población; no hay que ser una eminencia para darse cuenta de que los gobiernos no son autónomos, sino que están subvencionados por multinacionales y multimillonarios como George Soros o Bill Gates, que se hacen llamar filántropos cuando, en realidad, mueven los hilos desde la sombra.

> Cuanto más palpable es una verdad, más tiempo necesita para ganarse el lugar al que tiene derecho. Se interponen obstáculos en su camino porque surge un verdadero odio en torno a esta verdad, pues ella anuncia una revolución, una perturbación de los intereses existentes y de los lugares conquistados.
>
> Samuel Hahnemann

Voy a dar una visión de esta herramienta tan poderosa que viene de las plantas y de los animales, minerales y órganos, una visión que he configurado a partir de los veinticuatro años que llevo dedicado a la praxis terapéutica.

El principio básico de la homeopatía es que contiene información; no contiene peso ponderal de droga, como ocurre con la fitoterapia. Para que se pueda entender esta idea, el contenido homeopático es como el de un lápiz de memoria; puedo pasar esta información a tantas personas como quiera y no se perderá. En el caso de la fitoterapia, el principio activo es una droga con peso ponderal, lo que significa que la planta va perdiendo poder curativo a medida que la someto a infusión una y otra vez. Es como si solo hubiese un ejemplar de este libro y la tinta se fuese desgastando cada vez que alguien lo lee: al final, no habría nada que leer.

La información nunca se pierde, siempre perdura en el tiempo. Todo es información en el universo. Y la información se manifiesta en esta dimensión, en este mundo, como materia gracias a la vibración.

Trasladado todo esto al ámbito de la sanación. Hipócrates de Cos, quien vivió en la antigua Grecia entre los años 460 y 370 a. C., aproximadamente, y es considerado por muchos el padre de la medicina occidental, llegó a la conclusión de que solo hay dos maneras de tratar a un enfermo, opuestas entre sí y con diferentes resultados:

- ◊ **A través del principio de los opuestos,** esto es, administrando un remedio que actúa en oposición al síntoma de la enfermedad, provocando el efecto contrario. Es el caso de los medicamentos alopáticos: analgésicos (contra el dolor), antiinflamatorios (contra la inflamación), antipiréticos (contra la fiebre), etcétera.
- ◊ **Mediante el principio de semejanza, similitud o afinidad,** en el que se basan los medicamentos homeopáticos. En estos, la sustancia medicamentosa actúa a favor del síntoma y desencadena una reacción de autocuración.

Respecto a esto último, Hipócrates escribió en el pasaje 42 de su tratado *Sobre los lugares en el hombre*: «Los mismos elementos que **producen la enfermedad,** cuando se administran a los que están enfermos, **los hacen sanar**».

Los opuestos son curas para los opuestos.

HIPÓCRATES

Otro de los grandes en el campo de la homeopatía es Paracelso, alquimista, astrólogo, filósofo y naturópata. Elaboró más de catorce tratados sobre temas de salud, en los que tuvo presente el papel del alma y del espíritu en todos los desequilibrios que afectaban al ser humano.

Paracelso tenía su propio concepto de la sanación. Reflejó que las enfermedades podían tratarse con sustancias minerales, transformadas alquímicamente a partir del reconocimiento de la íntima unión de los tres elementos que conforman la totalidad del hombre: espíritu, alma y cuerpo. Concibió la fisiología y la patología desde la química e introdujo en la farmacología preparados químicos carentes de toxicidad.

Paracelso escribió que: «La alquimia no tiene por objeto exclusivo la obtención de la piedra filosofal. La finalidad de la ciencia hermética es producir sustancias soberanas y emplearlas en la curación de las enfermedades». Según él, el verdadero naturópata es ordenado por Dios.

> Todas las sustancias son venenos; no hay ninguna que no lo sea. La dosis diferencia un veneno de un remedio.
>
> THEOPHRASTUS PHILLIPPUS AUREOLUS BOMBASTUS VON HOHENHEIM (PARACELSO)

De una época más cercana a la nuestra no podemos obviar la labor de Christian Friedrich Samuel Hahnemann, médico alemán que, al darse cuenta del sufrimiento que causaba en las personas la medicina, decidió rescatar los conocimientos de Hipócrates y Paracelso para elaborar y poner en práctica el primer método de homeopatía. Estructuró su labor sobre las indicaciones relativas al empleo homeopático de medicinas en la práctica ordinaria.

Hahnemann manifestó que la idea de emplear sustancias que producen síntomas similares a los de la enfermedad se le ocurrió cuando, al tomar una infusión de corteza de cinchona, experimentó síntomas parecidos a los de la malaria, enfermedad que se trataba en aquella época precisamente con la corteza de cinchona, rica en quinina. Irónicamente, todo parece indicar que lo que pasó es que Hahnemann sufría de alergia a la quinina.

Estos son los remedios homeopáticos útiles en caso de obesidad:

◊ ***Ignatia amara,*** para la depresión y la melancolía. Las causas más habituales de ingestas de comida abundantes suelen ser desequilibrios emocionales como la ansiedad, la depresión o varios trastornos melancólicos.

- ◊ ***Staphisagria***, para manifestaciones psíquicas consecutivas, como la ansiedad, la cólera reprimida y el mal humor.
- ◊ ***Thuja occidentalis***, para la toxicidad linfática y la que albergan las células en su interior. Muy aconsejada para drenar los tóxicos de las vacunas.
- ◊ **Calcárea carbónica,** para equilibrar las alteraciones metabólicas como la diabetes, los desequilibrios en la tensión arterial, el colesterol o la gota.

Los remedios homeopáticos que vamos a encontrar en las farmacias son gránulos, glóbulos o gotas. Lo más práctico y lo que recomiendo en este libro para todos los públicos son los gránulos. Si queremos tratarnos a nivel físico y de forma local o aguda, se recomiendan las diluciones 5, 7 y 9 CH; para los desequilibrios de origen físico y mental, las diluciones 15 y 30 CH, y cuando queramos abordar desequilibrios del alma y del espíritu, la dilución 200 CH. Estas son las dosis necesarias en función de las diluciones:

- ◊ 5, 7 y 9 CH: tres gránulos de tres a cinco veces al día.
- ◊ 15 y 30 CH: cinco gránulos en ayunas de tres a cinco veces a la semana, una sola dosis al día.

◊ 200 CH: cinco gránulos en ayunas una o dos veces a la semana, una sola dosis al día.

Los gránulos se ponen debajo de la lengua hasta que se diluyan. No se puede tomar café, menta ni tabaco media hora antes ni después de la ingesta de medicamentos homeopáticos. Las dosis sugeridas son para adultos de entre sesenta y cinco y setenta kilos; en el caso de los niños, habría que calcularlas según el peso.

MICRONUTRIENTES PARA EL SOBREPESO

El equilibrio interno de la célula se ve perjudicado de resultas de una alimentación inadecuada, el estrés y la ansiedad. La consecuencia es que aumentan las posibilidades de sufrir el tipo de desequilibrio llamado *enfermedad*. Pues bien, el equilibro interno de la célula puede fomentarse mediante el consumo de micronutrientes, que incluyen las vitaminas, los minerales, los aminoácidos, los oligoelementos y otros tipos de sustancias.

A lo largo de los años de mi experiencia como acompañante en lo que a la salud se refiere, me fui dando cuenta de que muchos de los desequilibrios del cuerpo físico requerían suplementar, pues, en muchos casos, las carencias eran tan altas que únicamente con la alimentación habría sido difícil enderezar los procesos internos de la célula.

Hace tiempo que se tienen en cuenta los micronutrientes; ha habido grandes investigadores científicos en el campo de la micronutrición, como Linus Pauling (Premio Nobel de Química en 1954), la doctora Catherine Kousmine, el doctor Jean Seignalet o el doctor Claude Lagarde. Y estos son solo algunos nombres; ha habido y hay muchas otras personas que han investigado estas sustancias beneficiosas para el organismo, que presentan muchos menos efectos iatrogénicos que los fármacos.

◊ **Vitamina D.** Es una vitamina liposoluble, es decir, que se metaboliza con la grasa del cuerpo, y se almacena en el organismo a partir de un determinado grado de ingesta. Por este motivo, no es recomendable tomarla sin haber hecho antes una prueba analítica que determine su carencia. Si no se efectúan pruebas analíticas, recomiendo tomar las vitaminas liposolubles durante dos meses y descansar después durante un mes y medio antes de retomar la ingesta. La vitamina D activa la función de la glándula tiroides, que interviene en la función metabólica del organismo. Por lo tanto, es fácil que la carencia de vitamina D fomente el sobrepeso.

◊ **Vitamina B3 (niacina).** La vitamina B3 es hidrosoluble, lo cual quiere decir que se metaboliza con el agua del cuerpo. Gracias a esta propiedad, el cuerpo sintetiza la que necesita y excreta la sobrante a través de la orina, las heces o el sudor. Conviene tomar esta vitamina para activar el metabolismo de las grasas y de los hidratos de carbono, así como la formación de tiroxina (hormona que activa la tiroides). Por consiguiente, la vitamina B3 es muy eficaz para combatir el sobrepeso. Ahora bien, hay que tener en cuenta que las vitaminas del grupo B se deben tomar junto con un complejo B. Así, por ejemplo, si tengo que tomar la vitamina B3, es conveniente que tome también un comprimido del complejo B-50 o B-100. (Los complejos vitamínicos que llevan todas las vitaminas del grupo B se llaman B-Complex; a grandes rasgos, el complejo B-50 contiene cincuenta miligramos de cada una, mientras que el complejo B-100 contiene cien miligramos de cada una.) Es necesario proceder de esta manera porque cuando tomamos una vitamina B son necesarias todas las otras vitaminas del grupo B para que dicha vitamina sea sintetizada. No debemos olvidar que las vitaminas del grupo B son cofactores enzimáticos y que, por lo tanto, se encuentran en todos y cada uno de los procesos enzimáticos que el organismo requiere en sus metabolizaciones.

◊ **Vitamina E.** Es una sustancia orgánica liposoluble que equilibra las funciones del eje hipófisis-tiroides-gónadas (ovarios en las mujeres, testículos en los hombres). Este eje interviene en la función metabólica de lo que comemos; asegura que los alimentos sean mejor absorbidos y sean más nutritivos. Además, la vitamina E es una de las vitaminas antioxidantes más importantes y conocidas.

DESEQUILIBRIOS EMOCIONALES EN EL SOBREPESO

Las personas con sobrepeso suelen tener sentimientos de miedo y se suelen sentir desprotegidas. En muchos casos, son personas con carencias afectivas e insatisfechas en el terreno sexual. La comida se convierte en una estrategia paliatoria de su insatisfacción, del tipo que sea. Y hay otros factores emocionales y mentales que favorecen el sobrepeso: la soledad, el aburrimiento, la tristeza, el rechazo, el sentimiento de fracaso, la sensación de impotencia y las ideas negativas. La única dieta efectiva es abstenerse de tener pensamientos negativos. Muchas veces engordan más los remordimientos por el alimento que se está ingiriendo que el alimento en sí. Si crees que un determinado alimento te hará ganar peso, ten por seguro que lo hará. Creer es crear.

A menudo, el sobrepeso está relacionado con el hecho de acumular cosas, ideas, emociones; nos sentimos limitados, queremos protegernos y la procesión va por dentro. Una de las emociones que más perturban el hígado es el apego, «ap-ego» podríamos llamarlo, pues es un estado de exaltación del ego en el que este lo quiere todo y no permite soltar nada.

No paramos de acumular cosas de tipo material e incluso personas en la vida, lo cual deriva en el sufrimiento continuo de no querer perder eso: no queremos perder ese coche, esa casa, esa pareja, esa hija y todo lo demás que consideramos nuestro. Pero ¿de qué nos sirve acumular todo eso si solo podremos disfrutarlo durante un tiempo limitado? Un día nos iremos a otro plano y eso que tanto atesorábamos se quedará aquí. ¿Hay, pues, un comportamiento más demente que el de acumular?

No estoy diciendo que no debamos disfrutar todo aquello que la vida nos regala; seríamos tontos e ingenuos de no hacerlo. Pero si eso se va, no deberíamos sufrir por ello. Sufrimos por todo aquello que perdemos y no damos las gracias por lo que se manifiesta ante nuestros ojos todos los días: un nuevo amanecer, unas manos que nos preparan un rico desayuno, unas piernas que nos llevan de aquí para allá, el hecho de que nuestros hijos hayan abierto los ojos esta mañana, el hecho de que nuestra madre se haya despertado sin dolores, el hecho de tener agua para beber, la ingesta de una fruta nutritiva, la conciencia de la inhalación y la exhalación, un corazón que late, el amor que nos rodea... El amor está siempre presente, lo percibamos o no. Sin amor, no habría un nuevo amanecer para nadie. El amor es intrínseco a la capacidad que tiene la madre tierra de generar todos los días aquello que nos permite vivir: oxígeno, nubes, sol, lluvia, niebla, árboles, plantas, insectos, bacterias, parásitos, hongos y muchísimos más elementos, que no agradecemos lo suficiente o de forma consciente.

Detente unos minutos, ahora mismo, para dar las gracias por todo aquello que sientas que merece tu agradecimiento. Cuando hayas terminado, prosigue con la lectura. Reflexiona y compara la paz del agradecimiento con las turbulencias que experimentas por cosas tales como que ha aparecido una raya en la pintura de tu coche o que otro conductor no ha puesto el intermitente al girar por una calle. ¿No crees que la vida es algo demasiado maravilloso y amoroso como para desperdiciarla en estas menudencias?

Te propongo, ahora, otra práctica. Acomoda tu cuerpo en el lugar en el que te encuentras y toma conciencia de la respiración. Observa, durante unos minutos, cómo entra y sale el aire por tus fosas nasales. Percibe cómo entra fresco y sale caliente... Mientras tanto, tu mente se calma y se abre a las posibilidades infinitas de la presencia.

¿Cómo te ha ido? No hace falta tener una experiencia trascendental para ser uno con el todo. Basta con permitir que los pensamientos se puedan ralentizar o detener durante un lapso de tiempo no muy largo para que la verdadera naturaleza del propio ser se dé a conocer.

Para vivir sin apego, una de las cosas más importantes que tenemos que hacer es dar un carácter inclusivo a todo aquello que está en nuestra vida. Cuando concebimos algo como exclusivo, eso ocupa un espacio único en nuestra vida, por obra del apego: tenemos la idea de que esa persona, ese animal, esa casa, esa familia, esa comida, esos amigos, ese dinero, etcétera, son exclusivos, es decir, bien nuestros.

Limitaciones inconscientes asociadas al sobrepeso: miedo, necesidad de sentirse protegido, rechazo de los sentimientos, inseguridad, rechazo de uno mismo y hedonismo.

Transmutación consciente: «Estoy en armonía con mis sentimientos», «Acepto el presente tal cual es», «Yo soy el creador de mi propia seguridad», «Me amo y me acepto completa y profundamente».

FLORES DE BACH PARA EL SOBREPESO

Empecemos haciendo una pequeña introducción a lo que son las flores de Bach.

Edward Bach, médico, alquimista y astrólogo, fue un humanista lleno de amor que buscaba beneficiar a todos los seres. Vivió durante cincuenta años, durante los cuales no hubo ni un solo día que no dedicase a estudiar y a sentir la vida. Desarrolló una de las herramientas de la homeopatía más potentes y conocidas hoy en día, los nosodes (vacunas homeopáticas). Los nosodes son muy utilizados en todo el mundo en la actualidad, a pesar de la continua persecución y demonización a que los someten los ingenuos laboratorios farmacéuticos. Digo «ingenuos» porque aún no se han dado cuenta de que cuanto más prohíben algo, más fuerza le dan... Por lo tanto, la homeopatía es una práctica que cada vez está cogiendo más fuerza.

El doctor Bach sabía a ciencia cierta que el ser humano desciende al planeta Tierra para vivir experiencias que alimenten un inconsciente y un consciente universales. Estas experiencias pueden ser en color o en blanco y negro. En el caso de las segundas, pueden ser duras y potentes, y dedujo que aquí, en Gaia, tenía que existir algo que pudiese ayudar a hacerlas conscientes.

En el curso de sus investigaciones observó que todas las mañanas llega el espíritu del universo a la Pachamama, en forma del rocío que cae sobre las plantas. Este espíritu universal posibilita que la flor grabe la información que contiene el rocío, apoyada por la fuerza de la Luna y la del Sol. Esta información grabada en el rocío recoge el espíritu de la planta, y cuando el ser humano la incorpora a su organismo, pasa a conectar con su propia parte más animada, aunque no visible: el alma.

Hace muchos años ya que se conoce esta herramienta, la cual es muy utilizada en el campo de la promoción de la salud por medios naturales con gran efectividad. Entre las treinta y ocho flores de Bach existentes, las hay que son adecuadas para tomar conciencia de los conflictos internos que fomentan el sobrepeso y resolverlos. Son las siguientes:

Rock rose **(terror-valentía):** este elixir de Bach nos hace tomar conciencia del terror o los ataques de pánico (a veces por causas visibles y otras por causas invisibles) que vivimos en el día a día. Todo aquello que nos limita, nos da miedo o que no nos atrevemos a hacer alimenta un proceso de cobardía que vivimos a diario. Si no tenemos la capacidad de superar estas limitaciones, vivimos con la frustración como estandarte, y ello hace que nuestra vida sea insatisfactoria. *Rock rose* trabaja en las personas que tienen una personalidad de agua, y el agua son las emociones. Y ¿qué son las emociones? Desde el punto de vista psicológico, todavía no existe un consenso generalizado sobre lo que es una emoción. Pero sí podemos decir qué es una emoción cuando la experimentamos. Es una sensación-percepción de un estado positivo o negativo que reconocemos en nuestro cuerpo. Podemos percibir emociones positivas, como la felicidad, el bienestar, la alegría, la relajación y la armonía, y emociones negativas, como el miedo, la inseguridad, los celos, el apego, la insatisfacción, la frustración, etcétera. Las emociones negativas son las que nos perturban. Lo que más nos ayuda a reconocer que estamos experimentando una emoción negativa es la ansiedad, que desemboca en ataques de pánico si no la gestionamos. Si no lidiamos con las emociones negativas, las canalizamos de formas diversas que nos perjudican. Una de estas formas, muy habitual, es la ingesta excesiva: comemos sin mesura ni conciencia. *Rock rose* nos hace ser conscientes de la emoción perturbadora para que la afrontemos con valentía.

Rock water (**rigidez-flexibilidad**): en la práctica de disciplinas energéticas como el yoga o el taichí, es sabido que un cuerpo rígido equivale a una mente rígida, o que un cuerpo que se mueve muy rápido equivale a una mente hiperactiva, y viceversa. La flexibilidad en la vida es el arte de adaptarse a los cambios que nos propone esta a cada instante, a partir de saber que todo es impermanente. Todo tiene un comienzo y un final; nada es igual siempre. Ningún minuto de nuestra vida es igual a otro, aunque hagamos lo mismo en dos minutos dados, ya que todo cambia constantemente.

En el budismo se conserva una de las enseñanzas más antiguas y profundas que se conocen: el arte de las cuatro nobles verdades. Vale la pena que la repasemos:

◊ La primera noble verdad es que el sufrimiento existe. En la vida nos encontramos con bastantes factores que nos ponen en contacto con el sufrimiento, tales como el nacimiento, la muerte, la enfermedad, la inseguridad, la insatisfacción, ciertos pensamientos, la incertidumbre, la soledad, la vejez, etcétera.

◊ La segunda noble verdad es que el dolor es inevitable, pero el sufrimiento es opcional. En el fluir de la vida podemos vivir la enfermedad, la muerte de un ser amado, la separación...; estos momentos dolorosos son inevitables. La forma en que podemos adaptarnos a este dolor y transmutarlo es proporcional a la capacidad que tenemos de soltar el sufrimiento. Por ende, el sufrimiento es opcional.

◊ La tercera noble verdad es que existe un *dharma* (camino) para salir del sufrimiento. Tenemos recursos para soltar el sufrimiento. Uno de ellos, bastante potente, consiste en ir deshaciéndonos del deseo en el transcurso de la vida. Pasamos por la vida deseando tener algo, y luego deseamos no perderlo. De esta manera, sufrimos cuando no tenemos algo, y sufrimos también cuando lo tenemos... La forma de liberarnos del deseo es amar incondicionalmente todo lo que vivimos, con todos sus matices.

◊ La cuarta noble verdad se divide en ocho puntos (óctuple sendero o camino medio) que deben tenerse en cuenta para salir del sufrimiento:

1. Recto conocimiento: alcanzar el discernimiento claro.

2. Recta intención: tener un propósito amable hacia todo lo que nos rodea.
3. Recta palabra: la palabra debe ser amable y amorosa; la alternativa es guardar silencio.
4. Recto pensamiento: pensamiento positivo y amable.
5. Recta acción: acción amorosa y beneficiosa para todos los seres.
6. Recto modo de vida: labor en beneficio de todos.
7. Recto esfuerzo: cuidar la propia energía.
8. Recta concentración: meditación diaria.

Pues bien, *rock water* nos proporciona la claridad y la flexibilidad que nos posibilita experimentar la vida desde el alma y no desde el ego, como es habitual en todos nosotros. La flexibilidad nos permite avanzar por el camino medio, en el que no caben los extremismos. Tenemos que ser flexibles ante nuestra insatisfacción, nuestra inseguridad y nuestro miedo. Para superar una adicción o un apego, es imprescindible comprender su origen y transmutar esa energía. Es por esto por lo que este elixir es útil en el proceso de hacer frente al sobrepeso.

TÉCNICA DE RESPIRACIÓN

Para empezar a abordar el desequilibrio que es el sobrepeso en relación con el primer chakra, trabajaremos con la respiración. Con este fin, veamos cómo realizar una respiración lenta y profunda.

La respiración completa *mahaprana* puedes hacerla sentado o tumbado, según sientas. Consta de tres fases y cuatro tiempos.

1. Inhalación *(pûraka)*. Inspira profundamente por la nariz. Llena de aire el abdomen, a continuación el tórax, e intenta llevar el aire hasta las clavículas. El movimiento de inhalación está asociado a la primavera. He aquí el inicio del año, en el que todo comienza, en el que recibes el nuevo prana purificador de los vientos internos, en el que el hígado se oxigena y regenera.
2. Retención con los pulmones llenos *(antar kumbhâka)*. Mantén el aire dentro de los pulmones durante tres o cuatro segundos. Este lapso está asociado al verano. Retienes el fuego que alimenta tus cuerpos energéticos. El corazón toma la fuerza y la pasión.
3. Espiración *(rechaka)*. Saca el aire por la nariz, poco a poco, vaciando primero las clavículas, después el

tórax y por último el abdomen. El movimiento de exhalación está asociado al otoño. Exhalas aquello que no necesitas, dejas ir, sueltas, liberas. Los pulmones se retraen para descansar, liberados de los impulsos y las pasiones.

4. Retención con los pulmones vacíos *(bahya kumbhâka)*. Permanece tres o cuatro segundos con los pulmones vacíos, sin coger aire. Este lapso está asociado al invierno. Sostén el momento en el frío de las emociones, sin albergar pensamientos. En el vacío surge la concentración. Se recarga el *qi* de los riñones.

Y vuelve a repetir el proceso. Hacer esta respiración varias veces al día tiene la virtud de calmar el sistema nervioso neurovegetativo (también llamado *autónomo*) y podría ayudar a estimular la proyección simpática de este sistema. Recomiendo hacer tres veces al día esta respiración (por la mañana, al mediodía y por la noche), realizando diez repeticiones por lo menos en cada ocasión. Como he comentado, en la obesidad se manifiestan la insatisfacción, el apego y la ansiedad. Esta respiración ayuda a mitigar los procesos de ansiedad, lo cual contribuye, inexorablemente, a reducir el impulso de comer.

TÉCNICA PSICOENERGÉTICA EQUILIBRADORA

Este es un ejercicio muy práctico y tremendamente potente y efectivo. Te va a hacer sentir bien. ¡Practícalo todas las veces que quieras!

1. Forma una imagen mental de ti. Observa cómo te ves. ¿Cómo es la imagen que has formado? (Fuerte o débil, grande o pequeña, con movimiento o parada, luminosa u oscura...) En resumen: ¿es positiva o negativa?
2. Elimina la proyección negativa. Por ejemplo, si observas que esa imagen no concuerda con tus objetivos, cámbiala; si tu imagen física no es la que tú quieres, transfórmala. Haz que la imagen se ajuste a lo que te gustaría ver: encarna tus mejores habilidades, logra los objetivos que te has propuesto, etcétera.
3. Hazle cambios a la imagen que sean muy atractivos y motivadores para ti. Por ejemplo, hazla grande o luminosa, ponle más color, visualízala en tres dimensiones, otórgale movimiento... Haz todos los cambios que hagan más atractiva la imagen a tus ojos y que te estimulen a actuar. Puedes probar e ir haciendo ajustes hasta que te sientas

muy satisfecho. Ve realizando cambios en los siguientes parámetros:

Visuales

- ◊ Color / Blanco y negro.
- ◊ Brillo.
- ◊ Contraste.
- ◊ Foco.
- ◊ Plano / Tres dimensiones.
- ◊ Detalles.
- ◊ Tamaño.
- ◊ Distancia.
- ◊ Ubicación.
- ◊ Movimiento (o no).

Auditivos

- ◊ De dónde viene el sonido.
- ◊ Tono.
- ◊ Volumen.
- ◊ Melodía.
- ◊ Ritmo.
- ◊ Duración del sonido.

Kinestésicos

- ◊ Tipo e intensidad de la sensación (calor, frío, tensión...).
- ◊ Lugar donde se experimenta la sensación.
- ◊ ¿Se mueve la sensación?
- ◊ Sensación continua o intermitente.
- ◊ Sensación lenta o rápida.

4. ¿Cómo te sientes con lo que ves ahora? La mayoría de las personas que se toman el tiempo de hacer esta sencilla práctica observan que su autoestima mejora notablemente. Se sabe que hoy soy lo que pensé ayer y, por lo tanto, mañana seré lo que pienso hoy. Esta herramienta me ayuda a crear lo que siento hoy, lo cual determinará lo que seré capaz de crear mañana.

Mantra para el camino de sanación: «Suelto con amor y con alegría».

Capítulo 3

ANOREXIA

Todos conocemos el desequilibrio de la anorexia, que afecta tanto a adolescentes como a adultos, y sus efectos sobre la salud. Su base es, principalmente, la ausencia parcial o total de apetito, y puede llegar a poner en riesgo la vida de la persona. Es un proceso tremendamente emocional, como examinaremos más adelante. Por el momento, veamos sus repercusiones en el terreno físico: además de que la persona no come, si el problema se prolonga en el tiempo se producen desequilibrios endocrinos (en las glándulas tiroides y suprarrenales), desequilibrios digestivos (en el estómago y los intestinos), desequilibrios hematológicos (anemia), desequilibrios inmunitarios (inmunodeficiencia) y desequilibrios musculoesqueléticos (osteopenia e hipotonía muscular).

ALIMENTOS ÚTILES EN CASO DE ANOREXIA

◊ **Espirulina,** alga muy recomendada por su bajo nivel calórico, aunque contiene muchas proteínas, minerales, vitaminas y clorofila. Todo ello la convierte en un alimento que no es rechazado por las personas que tienen este desequilibrio.

◊ **Verduras variadas,** variadas y de temporada. Son bajas en calorías y aportan muchos micronutrientes necesarios para restablecer los sistemas endocrino, nervioso, inmunitario, musculoesquelético, etcétera.

◊ **Sésamo,** alimento rico en magnesio, que protege el sistema nervioso, y en calcio, que protege los huesos, los músculos y el corazón.

◊ **Bambú,** alimento muy alto en silicio. El silicio tiene un papel en más de novecientas metabolizaciones distintas en el organismo y protege los tejidos blandos, como los tendones, los ligamentos y las fascias; también mejora la elasticidad de la membrana celular. Además, es muy bajo en calorías.

◊ **Guisantes.** Esta legumbre baja en calorías nos proporciona proteínas de alto valor biológico para la reparación de tejidos.

◊ **Germinados.** Tienen un alto poder remineralizante y energético, y también son un alimento bajo en calorías.

FITOTERAPIA PARA LA ANOREXIA

Al lado del nombre de cada planta pongo el porcentaje de planta que tiene que llevar la mezcla para infusión; se recomiendan tres infusiones diarias:

Albahaca *(Ocinum basilicum L.)*: 50 por ciento.

- ◊ Principios activos: flavonoides (antioxidantes), ácido cafeico (estimulante), linalool (ansiolítico), estragol (analgésico y antihistamínico).
- ◊ Indicaciones: inapetencia, espasmos gastrointestinales, tos, jaqueca y parasitosis.
- ◊ Contraindicaciones: gastritis, úlceras gastroduodenales, colitis ulcerosa, colon irritable, enfermedad de Crohn, hepatopatías, epilepsia, párkinson y otras enfermedades neurológicas.
- ◊ Riesgo de intoxicación: a dosis elevadas, la albahaca es neurotóxica. No hay que tomarla durante más de tres semanas seguidas; a continuación, hay que dejar de tomarla durante un mes, y seguida-

mente se puede volver a tomar durante otras tres semanas. Estas indicaciones son válidas para beberla como infusión; como aceite esencial, no se recomienda consumirla sin contar con la supervisión de un naturópata.

Anís estrellado *(Illicium verum Hook)*: 25 por ciento.

- ◊ Principios activos: estragol (analgésico y antihistamínico) y cineol (antioxidante, antiinflamatorio, antibiótico).
- ◊ Indicaciones: inapetencia, gastroenteritis, flatulencias y bronquitis.
- ◊ Contraindicaciones: embarazo, lactancia e hiperestrogenismo.
- ◊ Riesgo de intoxicación: a dosis elevadas es neurotóxico. No hay que tomarlo durante más de tres semanas seguidas; a continuación, hay que dejar de tomarlo durante un mes, y seguidamente se puede volver a tomar durante otras tres semanas. Existe grave peligro si se produce una falsificación del anís estrellado y en su lugar se suministra otra especie, el *Illicium religiosum* (badiana del Japón), que es muy rico en alcaloides tóxicos *(shikimina)* y cardiotóxico. En caso de duda, recomiendo supervisión por parte de un naturópata.

Azafrán *(Crocus Sativus L.)*: 15 por ciento.

◊ Principios activos: carotenos (antioxidantes y buenos para el flujo microcirculatorio), crocina (hipolipemiante) y safranal (antidepresivo y tónico cerebral).
◊ Indicaciones: inapetencia, retención de gases, ausencia de menstruación, dolores generales de la boca, molestias en la zona de los dientes. Reduce la grasa de las arterias.
◊ Contraindicaciones: embarazo.
◊ Riesgo de intoxicación: a dosis muy elevadas es abortivo; puede producir vértigo y hemorragias intensas.

Hibisco *(Hibiscus sabdariffa L.)*: 10 por ciento

◊ Principios activos: ácido málico (desintoxicante hepatobiliar), ácido cítrico (antioxidante), fitoesteroles (hipocolesterolemiantes) y mucílagos (reguladores intestinales).
◊ Indicaciones: estreñimiento, falta de apetito, desequilibrios digestivos y hepáticos, hipertensión, varices, hemorroides, ansiedad e insomnio.
◊ Contraindicaciones: no se han descrito.
◊ Intoxicaciones: no se han descrito.

HOMEOPATÍA PARA LA ANOREXIA

- ◊ **Condurango.** Es un tipo de planta amarga y se viene utilizando contra la inapetencia, el adelgazamiento y la caquexia. Esta cepa es aperitiva; es decir, abre el apetito.

Los remedios homeopáticos que vamos a encontrar en las farmacias son gránulos, glóbulos o gotas. Lo más práctico y lo que recomiendo en este libro para todos los públicos son los gránulos. Si queremos tratarnos a nivel físico y de forma local o aguda, se recomiendan las diluciones 5, 7 y 9 CH; para los desequilibrios de origen físico y mental, las diluciones 15 y 30 CH, y cuando queramos abordar desequilibrios del alma y el espíritu, la dilución 200 CH. Estas son las dosis necesarias en función de las diluciones:

- ◊ 5, 7 y 9 CH: tres gránulos de tres a cinco veces al día.
- ◊ 15 y 30 CH: cinco gránulos en ayunas de tres a cinco veces a la semana, una sola dosis al día.
- ◊ 200 CH: cinco gránulos en ayunas una o dos veces a la semana, una sola dosis al día.

Los gránulos se ponen debajo de la lengua hasta que se diluyan. No se puede tomar café, menta ni tabaco media hora antes o después de la ingesta de medicamentos homeopáticos. Las dosis sugeridas son para adultos de entre sesenta y cinco y setenta kilos; en el caso de los niños, habría que calcularlas según el peso.

MICRONUTRIENTES PARA LA ANOREXIA

◊ **Polivitamínico y multimineral.** Existen muchísimos en el mercado actualmente. Buscaremos el que constituya un complejo de vitaminas, minerales, oligoelementos y aminoácidos más completo, pues en el desequilibrio que es la anorexia se da un proceso de desgaste muy amplio en relación con todo el abanico de micronutrientes.

◊ **Vitamina B1 (tiamina).** La vitamina B1 es hidrosoluble, lo cual quiere decir que se metaboliza con el agua del cuerpo. Gracias a esta propiedad, el cuerpo sintetiza la que necesita y excreta la sobrante a través de la orina, las heces o el sudor. Esta vitamina es esencial para la buena salud de las células nerviosas y para estabilizar el apetito. Ahora bien, hay que tener en cuenta que las vitaminas del grupo B se deben tomar junto con un complejo B. Así, por ejemplo, si tengo que tomar la vitamina B1, es conveniente que tome también un comprimido del complejo B-50 o B-100. (Los complejos vitamínicos que llevan todas las vitaminas del grupo B se llaman B-Complex; a grandes rasgos, el complejo B-50 contiene 50 mg de cada una, mientras que el complejo B-100 contiene 100 mg de cada una.) Es necesario proceder de esta manera porque, cuando tomamos una vitamina B son necesarias todas las otras vitaminas del grupo B para que dicha vitamina sea sintetizada. No debemos olvidar que las vitaminas del grupo B son cofactores enzimáticos y que, por lo tanto, se encuentran en todos y cada uno de los procesos enzimáticos que el organismo requiere en sus metabolizaciones.

◊ **Isoleucina,** uno de los ocho aminoácidos esenciales. (Como aminoácido esencial que es, debemos incorporarlo a través de la alimentación, ya que el cuerpo no lo produce.) Se ha identificado un déficit de este aminoácido en personas con desequilibrios mentales. La isoleucina ayuda a estimular el L-triptófano (aminoácido precursor de la serotonina); por lo tanto, además de contribuir a la síntesis de las proteínas, es muy adecuada para el equilibrio mental. Se recomienda tomar los aminoácidos junto con un comprimido del complejo B treinta minutos antes o después de las comidas;

una de estas ingestas debería hacerse media hora antes del momento de acostarse por la noche.

DESEQUILIBRIOS EMOCIONALES EN LA ANOREXIA

Puede que nos encontremos ante uno de los procesos de rechazo de la madre más potentes, ya que cuando rechazamos la comida estamos rechazando la vida. En la psicología sistémica se sabe que el padre es el que da la vida y la madre la que la mantiene. Nada más nacer, para poder mantenernos en la vida tomamos el pecho de mamá; como máximo, tardamos una hora en hacerlo. Si el bebé no coge el pecho, está rechazando la vida. No ha tomado la vida, lo cual se puede traducir (no siempre es así) en un rechazo a la comida y, más adelante, en un desequilibrio de inapetencia que conduzca a la anorexia. En los casos de anorexia veo bastante que se produjo un rechazo a tomar la vida, lo que equivale a rechazar a la madre. También pudo ocurrir que el bebé tomase el pecho y la leche resultase ser tóxica.

En un tipo de anorexia muy similar a la anorexia propiamente dicha, la anorexia nerviosa, lo que suele expresarse es un rechazo al hecho de ser mujer. Sufren este tipo de anorexia mujeres que no quieren serlo, que repudian la feminidad y la sexualidad. Le tienen miedo al sexo, a la proximidad y al calor. Claramente, este es un proceso de origen inconsciente y se produce, habitualmente, por impactos traumáticos en el claustro materno durante el embarazo. Si la mamá ha tenido que reprimir su deseo sexual (como ocurría y, a veces, sigue ocurriendo por la moralidad impuesta) esto se traslada al bebé y desarrolla los proceso que anteriormente he comentado. Alojan un egocentrismo encubierto; ansían atención y la obtienen por medio de la enfermedad. Estas mujeres tienen que hacerse conscientes del deseo que tienen de amor, de sexo, y de su egocentrismo.

En todo esto, es muy relevante la falta de autoestima. Pero ¿qué es la autoestima? Y, ¿por qué nos falla a todos los humanos del planeta? ¿Qué papel juega en nuestra vida?

LA AUTOESTIMA

NATURALEZA DE LA AUTOESTIMA

La autoestima es esencial para la supervivencia psicoenergética. Sin ella, la vida puede resultar muy angustiosa y estar llena de dudas, con lo cual son imposibles la satisfacción y el amor propio.

Uno de los factores fundamentales que distinguen al ser humano de los demás animales es la conciencia de sí mismo. El problema de la autoestima está en el eterno juicio que el humano se hace a sí mismo, porque cuando se rechazan partes de uno mismo, se dañan considerablemente las estructuras psicológicas que lo mantienen vivo.

Juzgarse y rechazarse a sí mismo produce un enorme sufrimiento. Y del mismo modo que tendemos a escapar del dolor físico mediante fármacos, tendemos a evitar todo aquello que pueda activar o aumentar el dolor del rechazo que sentimos hacia nosotros mismos. De esta manera, asumimos menos riesgos en los terrenos social, profesional y personal, y tenemos más dificultades para relacionarnos con los demás o para perseguir algo en lo que tememos no triunfar. Evitamos abrirnos a los demás, expresar nuestra sexualidad, ser el centro de atención, admitir críticas, pedir ayuda o resolver problemas.

Definición de «*autoestima*»

Entre todas las definiciones que se han dado, nos vamos a fijar en la del psicólogo humanista Nathaniel Branden, que en los años sesenta fue el primero en definir la autoestima a través de sus dos componentes básicos: la competencia y el merecimiento.

> La autoestima cuenta con dos aspectos interrelacionados: vincula un sentido de eficacia personal y un sentido de merecimiento personal. Constituye la suma integrada de autoconfianza y autorrespeto. Es el convencimiento de que uno es competente para vivir y de que merece vivir.

A partir de aquí, aparece una dimensión nueva y crucial de la autoestima, implícita en la definición de Branden: la interacción que tiene lugar entre competencia y merecimiento. Según cómo sea esta interacción, obtenemos cuatro tipos de autoestima, que presento a continuación:

1. **Competencia y merecimiento altos.** La autoestima es, por tanto, alta, porque una sensación permanente de valía y capacidad protege a la persona de las pruebas y tribulaciones de la vida. Estas personas son menos críticas consigo mismas, son más capaces de resistir la presión social y de actuar a partir de sus propios criterios y valores, se ven menos afectadas por la ansiedad, etcétera.
2. **Competencia y merecimiento bajos.** La autoestima es, por tanto, baja, lo cual tiende a potenciar

una personalidad victimista. Vivir con la autoestima baja lleva a la persona a mantener unas relaciones perjudiciales que la conducen a la esclavitud emocional, por miedo a estar sola, ya que es fácil que piense que, si está sola, no podrá sobrevivir y que todo le irá mal. Las consecuencias para la persona son: infelicidad crónica con ella misma, tendencia a la falta de eficacia en las diversas conductas, grados variables de depresión, niveles bajos de energía, algunas modalidades de alejamiento o aislamiento social, ansiedad crónica, victimismo, atribución de los fracasos a causas internas, etcétera.

3. **Autoestima narcisista.** La persona puede experimentarse como merecedora y sentir y actuar como si lo fuera, o puede verse como competente, aunque esta percepción no esté confirmada por la evidencia de logros o éxitos. El hedonismo (evitación del dolor y búsqueda del placer) es otro factor que fomenta la continuidad de este autoengaño.
4. **Pseudoautoestima.** La persona es competente, pero no se siente merecedora. Realmente, la persona puede ser muy competente en muchas áreas de su vida: la física, la social, la profesional, la familiar, la intelectual... Puede tener una vida respetable en la que consiga grandes logros, pero experimenta

un conflicto con el merecimiento, muchas veces de forma inconsciente.

Desarrollo de la autoestima

Suele ponerse una edad al comienzo de la autoestima, pero bajo mi sentir se trata de algo dinámico. Puede haber una edad inicial, pero se observan cambios a lo largo de toda la vida, según vamos creciendo y viviendo experiencias. Se puede plantear la existencia de varios estadios en el desarrollo de la autoestima:

1. **Primera infancia.** Se cree que la autoestima comienza a apuntar a los tres o cuatro años de edad.

    La competencia se puede observar en varios comportamientos del niño: cómo se desempeña en sus juegos, el grado de paciencia que muestra en las actividades y, sobre todo, cómo interactúa con los otros niños cuando llega el momento de empezar a jugar con ellos. Si el niño se siente competente, se observará en él dirección ante los demás, facilidad y flexibilidad en el juego, y una atención sostenida en las actividades.

El merecimiento lo observaremos fácilmente en la interacción social y en el grado en que el niño respete sus propios tiempos y limitaciones ante lo que la vida le proponga. En la experiencia evolutiva, vamos desarrollando dones y virtudes a partir de lo que eran limitaciones. Si podemos respetar estas limitaciones hasta que lleguen las virtudes, estamos en una buena disposición de potenciar el merecimiento.

2. **Niñez media y aparición de la autoestima.** Sabemos que la competencia y el merecimiento siguen pautas evolutivas independientes; como hemos visto al presentar los cuatro tipos de autoestima, puede ser que los adultos expresen uno de estos rasgos, pero no el otro. Los actos individuales siempre se producen en un mundo social, por lo que las oportunidades y valores existentes en la propia familia y en el contexto económico y cultural siempre están presentes, incluso en las situaciones de juego características del periodo escolar inicial. La autoestima brota como tal por primera vez durante el periodo comprendido entre los seis

y los doce años, cuando el niño es capaz de empezar a manifestar comportamientos diestros (competencia) y de evaluar sus logros como válidos o no válidos en función de las normas sociales (merecimiento). Una vez que se han manifestado la competencia y el merecimiento, habrá que ver cómo interactúan en el niño estos dos componentes.

3. **La autoestima en la edad adulta.** Como comentaba anteriormente, la autoestima es algo dinámico; se producen cambios a lo largo de la vida. En la edad adulta, nos encontramos con una autoestima forjada en muchas ocasiones por los errores del pasado y el miedo al futuro. No sabemos exactamente lo que nos deparará la vida en el próximo instante, y la autoestima tiene un papel importante en este contexto de incertidumbre.

Hasta que no aprendamos a jugar al juego de la vida, tendremos problemas con la autoestima. Para jugar bien al juego de la vida, dotados de autoestima, tenemos que conocer y aplicar bien estas reglas: según una de ellas, los éxitos no existen. Según la otra, los fracasos tampoco existen.

La mayoría de nosotros tenemos registradas en la memoria una multitud de experiencias traumáticas que equiparamos al fracaso, a las que se suman otras experiencias difíciles, que incluyen el nacimiento mismo, lo que pudimos experimentar en el claustro materno e incluso lo que pudimos vivir en encarnaciones previas. Pues bien, ahora que sabemos que no existen ni el fracaso ni el éxito, es hora de que soltemos el miedo y nos pongamos al servicio de la vida tal cual es. Así de simple. La vida es una experiencia y hemos venido a vivirla, a jugarla, a disfrutarla con todos sus matices, sabores y colores.

No debemos olvidar que somos seres de luz que estamos viviendo una experiencia álmica y que, a fin de cuentas, el alma es inmortal y el ego impermanente. No debemos olvidar que en todo juego hay momentos en los que se gana y momentos en los que se pierde, y que la autoestima se forja a base de tener ambos tipos de experiencias, mientras vivimos de acuerdo con nuestro sentir.

Haz todo lo que sientas, siempre, sean cuales sean las consecuencias. Pon tu mayor intención y amor en ello y desapégate de los frutos de la acción.

Limitaciones inconscientes asociadas a la anorexia: negación de la propia vida. Mucho miedo. Rechazo y odio hacia uno mismo. Sensación de amor y afecto insatisfechos. Necesidad de alimento emocional.

Transmutación consciente: «Estoy a salvo siendo yo mismo», «Soy una persona maravillosa tal como soy», «Escojo vivir», «Opto por la alegría», «Me amo y me acepto completa y profundamente».

FLORES DE BACH PARA LA ANOREXIA

En el proceso de este desequilibrio es vital y necesario equilibrarse en los ámbitos psicoemocional y energético. Y, como bien apuntábamos anteriormente, la autoestima tiene un papel fundamental en este proceso; de hecho, es posible que tenga un rol vital en casi todas las disfunciones emocionales que vivimos. Trabajar la autoestima y tomar (aceptar) la vida es esencial para equilibrar este proceso.

Willow **(proyecciones al exterior-aceptación).** ¿Cuántas veces te pillas pensando de forma negativa? ¿Cuántas veces te observas criticando a otra persona? ¿Cuántas veces reprochas la función de tus padres en tu vida? ¿Cuántas veces maldices al mundo por lo que te sucede? Podría seguir haciéndote preguntas «comprometidas» de este tipo sin parar, pero creo que esta muestra es suficiente para poner de relieve el hecho de que nuestro ego, mal direccionado, se ha vuelto especialista en proyectar al exterior lo que no podemos resolver en el interior.

El sujeto proyecta en el objeto y el objeto introyecta en el sujeto.

CARL GUSTAV JUNG

Esta breve cita sintetiza una de las mayores condenas de nuestra existencia. Nos pasamos la vida expresando que si nuestros padres nos hubieran dado una mejor educación, ahora seríamos unos abogados de prestigio, o que si nos hubieran apuntado a clases de música, ahora seríamos unos grandes músicos; o que se debe a ellos que no seamos unos pintores o bailarines excelentes, etcétera. En definitiva, no paramos de quejarnos. Y es que es muy fácil no hacernos responsables de nuestra propia vida y culpar al exterior de lo que no tenemos el valor de resolver nosotros mismos. Es fácil culpar a los padres, a los hermanos, a los jefes o a los gobiernos. Y, ¿qué haces tú para resolver tu vida? ¿A qué estás esperando para tomar tu poder? ¿O acaso tienes miedo de fracasar, de fallar, de que te critiquen o de que te juzguen?

Cuando observamos un objeto o un ser vivo (un vaso, un árbol, una nube, una persona), estamos emitiendo una frecuencia vibratoria determinada en función de si nos gusta o no nos gusta. Por ejemplo, si nos gusta lo que vemos en un árbol dado (sus colores, sus olores, su frondosidad), este ser vivo nos introyectará una sensación positiva; incluso nos sentaremos a meditar bajo su copa. Por el contrario, si es un árbol seco, desprovisto de hojas o muerto, nos apartaremos o no lo abrazaremos.

En todos los casos, la manera como vemos algo exterior depende, inexorablemente, de cómo sentimos o percibimos eso en el interior. Es lo que se conoce como «*proyección*». Emitimos un juicio, muchas veces inconsciente, sobre lo que vemos en el exterior, y ese exterior se convierte en lo que juzgamos y a menudo criticamos.

Ahora estamos viviendo un cambio potente como humanidad; tenemos unas formas distintas de relacionarnos y unos gobiernos opresores que quieren controlarnos y someternos. Frente a ello, lo que se suele proponer frente a los gobiernos es la lucha, la manifestación violenta, los pensamientos agresivos hacia los gobernantes, hacer mofa de los políticos, etcétera. Pero todo lo que proyectamos hacia los gobiernos y los políticos va a regresar a nosotros, en virtud de la introyección.

La toma de la Bastilla se produjo en París el 14 de julio de 1789 y la ejecución de Luis XVI tuvo lugar el 21 de enero de 1793. Estos son algunos de los actos que se pensó que cambiarían la relación entre el pueblo y los gobiernos. Pero en la actualidad, bien entrados ya en el siglo XXI, Francia es uno de los países que más oprimen la libertad del pueblo.

Y es que la lucha y la sangre no son el camino. Repetimos patrones debido a una falta de conciencia que nos lleva a proyectar una y otra vez sobre los demás, sin que nos demos cuenta de que la fuerza del YO SOY que está dentro de nosotros nos da la capacidad de transmutar todo lo que sentimos. Así las cosas, *willow* nos saca de la proyección para abrirnos a la aceptación de todo lo que es.

¿Qué es la aceptación? La aceptación no es resignación ni pasotismo ni tampoco sumisión. La aceptación es un estado natural en el que conectamos con la esencia de todo lo que sucede. Cuando decidimos vivir asumiendo la responsabilidad por todo lo que ocurre en nuestra vida y ser conscientes de que lo que acontece en ella, lo manifestamos nosotros mismos, entonces y solo entonces podemos empezar a vivir con aceptación. Si aceptas que puedes transmutar tu vida en lo que quieras, puedes vivir sin sufrimiento, puedes vivir en un estado de felicidad perpetua, puedes bailar, puedes pintar, puedes estudiar, puedes meditar, etcétera. Todo está dentro de ti; nada está fuera. Por lo tanto, acepta en este instante lo que eres; acéptate tal como eres, deja de proyectar afuera tus miserias y toma las riendas de tu vida para cambiarlas. *Willow* abrirá en ti la puerta a este estado de aceptación.

Hoy eres lo que pensaste ayer; mañana serás lo que pienses hoy.

BUDA

Larch (**desequilibrio de la autoestima-equilibrar la autoestima**). Ya hemos hablado largo y tendido sobre la autoestima. ¿Qué nos aporta este elixir al respecto? Nos aporta claridad en los momentos en que nos sentimos inferiores o incapaces y tememos el fracaso. Cuando vivimos un cuadro de pérdida de capacidad y merecimiento, tomamos contacto con sentimientos de ineptitud, torpeza o penuria, lo cual nos sumerge en un espacio de desidia que parece que nunca va a terminar. Es entonces cuando el espíritu de *larch* nos permite observar nuestras capacidades y habilidades; nos aporta un conocimiento interno que nos permite abordar lo que nos propongamos en la vida, y nos alienta a percibir en nosotros un sentimiento de valía. Nunca somos más que nadie y tampoco menos; a partir de esta certeza empezamos, internamente, a potenciar o incentivar acciones que pondrán de manifiesto nuevas habilidades inexploradas. Nunca es fácil valorarse justamente, pues, como ya sabemos, nuestra autoestima se ha visto erosionada desde que éramos niños; pero de ninguna manera es imposible establecer una adecuada autoestima en nuestra vida. Podemos vivir en la felicidad permanente si amamos tanto lo que nos gusta como lo que no nos gusta; esto es vivir lo que trae la vida desde la conciencia del ser, asumiendo sin ningún problema que, a veces, obtenemos lo que queremos en la vida, mientras que otras veces no lo obtenemos. Como decía Marco Aurelio, hazle el mismo caso al éxito que al fracaso: ninguno.

La vida da y la vida quita. Lo único que hemos venido a vivir como humanos es la experiencia de la vida en sí, y esta experiencia puede potenciar el espacio de la autoestima, si lo permitimos. *Larch* nos trae toda esta información para que el consciente lo tenga claro y deje de sumergirse en el inconsciente, que está lleno de programas inútiles, y pueda resetear dichos programas.

***Beech* (incomprensión-comprensión)**. Como he comentado anteriormente, el proceso de la anorexia suele venir por un proceso en relación con la madre que se manifiesta como la actitud de no tomar la vida. Esto genera en la persona un estado de crítica y queja hacia la madre y el exterior que la lleva a sostener una lucha permanente en los ámbitos personal, familiar y social. Al haber renunciado a la vida, la existencia con la que se encuentra esa persona es dura y está llena de dificultades e injusticias; siente que es una vida que no merece ser vivida, que todo se le escapa, y no lo puede masticar. Dejar de comer es la forma de oponerse a lo que no se puede comprender. Cuando nos sentimos incapacitados por el medio que nos rodea, es fácil que acudamos a la crítica incomprensiva para protegernos; pero esta actitud nos limita inexorablemente, pues todo lo que vemos u oímos es negativo y conflictivo, a la par que inmerecido.

En medio de esta situación, *beech* nos propone que encarnemos la comprensión; que dejemos de lamentarnos y comprendamos que somos responsables de todo lo que sucede en nuestra vida, todo absolutamente... Lo que se manifiesta en nuestro presente se corresponde directamente con la forma en que vemos la vida. Seguro que lo has experimentado: días en los que te levantas de la cama de buen humor, animado y lleno de amor, y todo lo que te sucede es un regalo continuo; y días en los que te levantas con actitud de rechazo o enfadado, y no paras de tener experiencias duras y negativas. La relación de causa y efecto es clara y evidente; no hacen falta muchos estudios científicos para ver que una persona tendrá una reacción muy diferente si le doy un beso o si le propino una bofetada. Una mirada cálida, comprensiva y amable hace mucho más de lo que piensas en tu interior, y eso tendrá repercusiones en el exterior.

TÉCNICA DE RESPIRACIÓN: *SHUNYA*

Shunya es una técnica de respiración ancestral muy utilizada en yoga para soltar, aflojar y desapegarse de todo lo que no es necesario en el momento presente. No siempre tenemos que saber lo que no es necesario para nosotros; basta con que permitamos que el ejercicio haga su efecto. Al realizarlo encontraremos numerosos beneficios en lo relativo a liberarnos de pesos, ataduras, cargas, etcétera.

En el terreno físico, este ejercicio estimula los bostezos, el llanto e incluso activa las mucosas nasales, de tal manera que fomenta la expulsión del moco, a modo de limpieza. Todo ello se debe a que esta magnífica respiración activa una parte de nuestro sistema neurovegetativo, el sistema parasimpático, y, por lo tanto, favorece la relajación.

Antes que nada, túmbate. No te voy a decir que encuentres un espacio tranquilo, ya que esta respiración se puede practicar en mitad del caos; de hecho, está especialmente indicada para hacer frente al caos y a la ansiedad.

Esta técnica consta de siete pasos; son los siguientes:

1. Túmbate sobre la espalda en el suelo (o sobre una esterilla) con las piernas separadas a la anchura de las caderas; los brazos tienen que estar dispuestos a lo largo del cuerpo y las palmas hacia arriba. En esta posición, expulsa todo el aire de los pulmones.

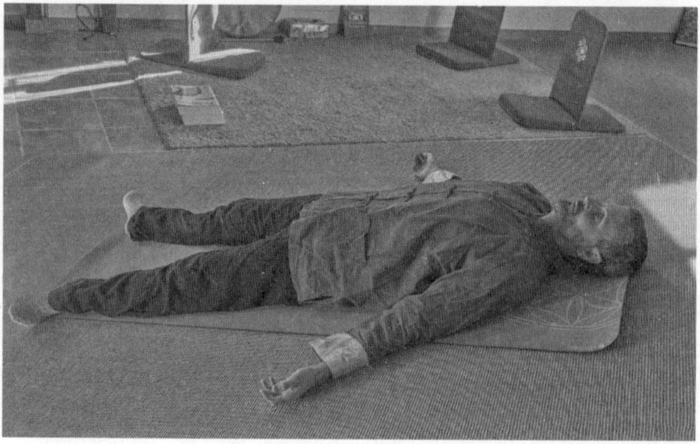

2. Flexiona las piernas; las plantas de los pies tienen que estar bien apoyadas en el suelo. Inspirando, lleva los dos brazos hacia atrás, hasta que reposen en el suelo detrás de la cabeza; los dorsos de las manos tienen que tocarse.
3. Permanece con los pulmones llenos de aire entre tres y cuatro segundos *(antar kumbhâka)*.

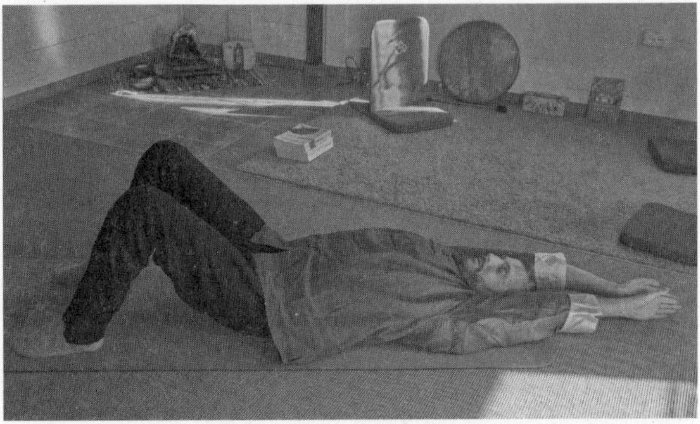

4. Sacando el aire por la nariz con mucha lentitud, lleva hacia delante los dos brazos estirados; cuando lleguen a la altura de la cabeza, haz que esta los acompañe, hasta que los brazos lleguen a la altura de las rodillas (a la parte interior de las mismas) y el cuerpo quede flexionado. Es muy importante que en esta posición expulses durante mucho rato (el tiempo máximo que te resulte confortable) todo el aire que tengas dentro, sin prisa.
5. Permanece entre tres y cuatro segundos con los pulmones vacíos *(bahya kumbhâka)*.

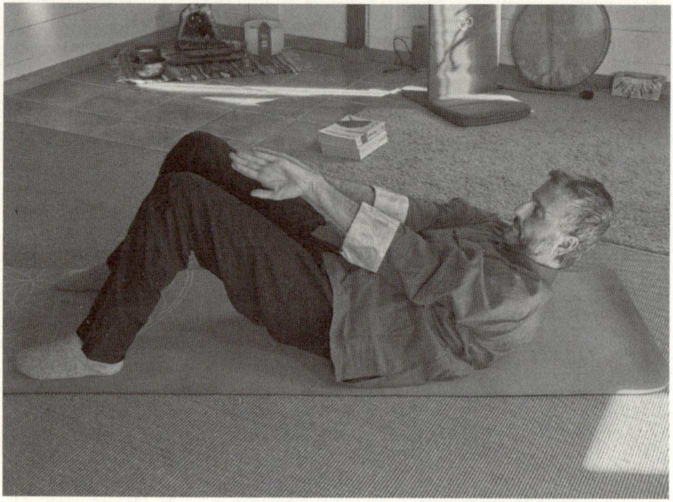

6. Con los pulmones vacíos, relaja completamente el cuerpo, la cabeza, los brazos y las piernas. Cuando estés totalmente relajado, abre la boca y toma aire con fuerza por ella. Es normal emitir bostezos, suspiros, sonidos vocales, etcétera. Por lo general, al principio no se suelen producir con facilidad; con la práctica, cada vez se manifiestan más.

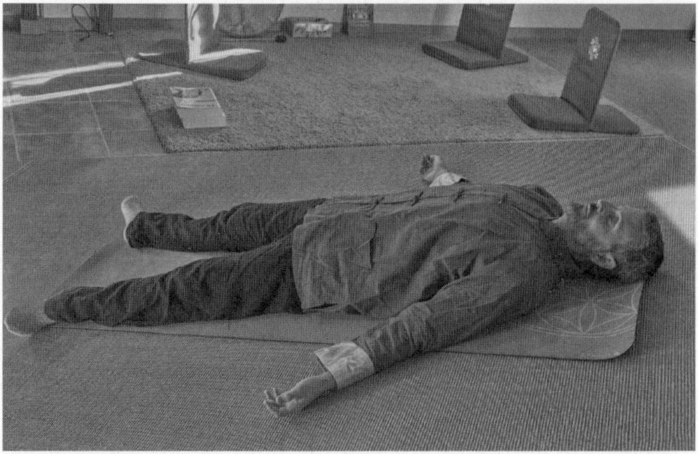

7. Permite que tu cuerpo se exprese: que se estire como quiera, que bostece más; todo lo que te pida. Después, repite el proceso. Si haces esta respiración diez veces cuando tengas ansiedad, cuando seas presa del caos mental o antes de irte a dormir, sentirás una relajación profunda que hará que te resulte más fácil manejar los pensamientos y las emociones.

TÉCNICA PSICOENERGÉTICA EQUILIBRADORA

Son múltiples los procesos que pueden contribuir al desequilibrio que es la anorexia. En el centro de ellos se encuentra la relación que se tiene con el alimento.

Una posibilidad es que la madre se muestre fría y distante debido a la falta de información o a unas condiciones de vida difíciles (mala alimentación, hábitos no saludables o temas emocionales). Esta actitud de la madre va provocando un patrón de abandono en el niño que lo lleva a rechazar a la madre y, por ende, a rechazar la comida. La ingesta de leche tóxica también puede desembocar en la anorexia.

Dificultad mental: existe una relación tóxica con la madre.

Emoción perturbadora: «Mi mamá me da comida tóxica»; «Mi mamá controla mi vida, mi espacio, mi identidad.»

En la psicología sistémica nos podemos encontrar, sobre todo al hacer constelaciones, con antepasados que tuvieron que huir para salvar la vida; obtuvieron refugio y sobrevivieron, pero la comida era demasiado escasa. Esta impronta se puede resolver haciendo alguna constelación familiar.

Podrías averiguar si algún ancestro de la familia tuvo que huir y le faltó la comida. En España es muy posible que esto ocurriera, de resultas de la Guerra Civil especialmente. Si fue así, puedes realizar la siguiente escenificación sistémica:

1. Pon ante ti algo que represente al ancestro; una fotografía, preferiblemente. Si el ancestro es un abuelo o bisabuelo, pide permiso a los padres para acceder a él; si es un bisabuelo, pídeles permiso a los padres y también a los abuelos.
2. Coge un objeto con la mano (un bolígrafo, un cojín, una pelota...) y entrégalo con tus manos al ancestro, a modo de ofrenda.
3. Dile verbalmente al padre o la madre, al abuelo o la abuela, al bisabuelo o la bisabuela: «Te devuelvo esto con amor y cariño porque sé que tú lo puedes transformar. Lo cogí cuando era chiquita/chiquito y no es mío». A continuación, déjalo caer. Esa caída simboliza que el ancestro coge el objeto para transformarlo.
4. Dale las gracias al ancestro y dile, en voz alta: «Por favor, *[nombre del ancestro o relación de parentesco]*, estés donde estés, cuídame siempre. Gracias, te amo».

También sería necesario contar con el acompañamiento de un terapeuta para mejorar la autoestima. Como comenté anteriormente, los principales pilares de la autoestima son la competencia y el merecimiento.

Mantras para el camino de sanación: «Tomo la vida tal como es. Tomo a la madre tal como es. Ahora estoy a salvo y con alimento».

Capítulo 4

NEURASTENIA

La neurastenia es tal vez uno de los desequilibrios más potentes que afectan a la humanidad en la época actual a escala mundial. ¿Te sientes siempre cansado? ¿Necesitas tomar algún estimulante por la mañana (café, té, *ginseng*, guaraná, cacao o azúcar, por ejemplo) para poder afrontar la jornada? Y ¿qué tal duermes? ¿Qué calidad tienen tus meditaciones? ¿Desconectas un ratito al día para equilibrar tus pensamientos y emociones? ¿Sientes que tiras de la vida? Hay momentos en los que, literalmente, creemos que estamos tirando de la vida, del alma.

La expresión «tirar del alma» es fuerte, pero nada exagerada. Muchas personas tienen la impresión de estar tirando de su alma. La neurastenia es un proceso físico, pero no cabe duda de que se manifiesta con mayor contundencia cuando no permitimos que el alma siga el camino que ha venido a experimentar. Pero de esto hablaremos más adelante; comenzaremos, como siempre, por el cuerpo físico.

La neurastenia aparece cuando el *qi* (la energía) del riñón está muy bajo. Entonces, nuestras suprarrenales se ven obligadas a fabricar ciertas catecolaminas, como la adrenalina o epinefrina, y la noradrenalina, de forma desmedida, debido a la ingesta de estimulantes.

Las suprarrenales se van descargando, como las baterías de los coches, y las cargamos con el sueño y el descanso, la meditación, la quietud, la respiración consciente, andando descalzos y mirando al sol. Si tenemos problemas con estas medidas reparadoras, nos vamos quedando sin energía y nos vemos obligados a consumir estimulantes, como los que anteriormente he enumerado, hasta que llega un momento en que estas baterías se descargan por completo y no recuperan la energía. Entonces aparece la astenia, que es el cansancio físico, y después la neurastenia, que es el agotamiento físico y mental.

También es causa de neurastenia la toxemia hepática. El hecho de que haya toxinas en el hígado hace que la sangre esté sucia, lo cual impide que el cerebro reciba una buena nutrición. Como es lógico, una buena alimentación es fundamental para que la energía física esté bien equilibrada

ALIMENTOS ÚTILES EN CASO DE NEURASTENIA

- ◊ **Germen de trigo.** Tiene un alto contenido en vitamina E, que tiene un efecto antioxidante. En el desequilibrio que es la neurastenia es muy frecuente la oxidación por radicales libres.
- ◊ **Sésamo.** Tiene un alto contenido en calcio, fósforo y vitaminas del grupo B. Todos estos nutrientes son necesarios para una neurotransmisión nerviosa correcta.
- ◊ **Jalea real.** Combate la fatiga y el cansancio gracias a las vitaminas A, B, D y a minerales como el silicio, el magnesio y el manganeso.
- ◊ **Polen,** por su efecto tonificante y revitalizante.
- ◊ **Uva.** Aporta azúcares y vitaminas naturales que nutren y tonifican. Su pepita (la de la *Vitis vinifera*) tiene una alta concentración en ácido graso poliinsaturado linoleico.
- ◊ **Berro.** Aumenta el apetito y es antianémico y tonificante.
- ◊ **Albaricoque,** rico en hierro y oligoelementos. Tiene una acción tonificante en el sistema nervioso.
- ◊ **Agracejo,** pequeño fruto silvestre de acción tonificante y rico en vitamina C.

◊ **Miel,** por su efecto tonificante y energético. Contiene calcio, cobre, hierro, magnesio, vitaminas del grupo B y oligoelementos.
◊ **Fisalis** o **alquequenje,** antioxidante hepático que reduce el colesterol, por lo que estimula la energía.

FITOTERAPIA PARA LA NEURASTENIA

Al lado del nombre de cada planta pongo el porcentaje que tiene que llevar la mezcla para infusión; se recomiendan tres infusiones diarias.

Eleuterococo *(Eleutherococus senticosus maxim)*:
50 por ciento.

◊ Principios activos: eleutorósidos (antioxidantes y adaptógenos). Esta planta adaptógena regula el sistema inmunitario (lo potencia si está bajo y lo apacigua si está alto).
◊ Indicaciones: estrés, fatiga, astenia, neurastenia, hipotensión y anemia; es coadyuvante frente a la diabetes tipo 2.
◊ Contraindicaciones: hiperestrogenismo, hipertensión arterial, taquicardia paroxística, estados fe-

briles, infarto de miocardio y trastornos del ritmo cardiaco en general.

◊ Riesgo de intoxicación: tomar entre uno y dos meses y descansar seis semanas. Es preferible contar con la supervisión de un naturópata.

Romero *(Rosmarinus officinalis L.)*: 25 por ciento

◊ Principios activos: ácidos rosmarínico y cafeico (estimulantes y antioxidantes) y pineno (principio cannabinoide que ayuda a subir la energía de forma regular y sin fomentar desequilibrios en el corazón).

◊ Indicaciones: toxemias hepáticas, retención de gases, desequilibrios digestivos, astenia y neurastenia.

◊ Contraindicaciones: obstrucción de las vías biliares (piedras), párkinson y enfermedad de Crohn. En caso de duda, recomiendo la supervisión de un naturópata.

Azafrán *(Crocus sativus L.)*: 15 por ciento.

◊ Principios activos: carotenos (antioxidantes y buenos para el flujo microcirculatorio), crocina (hipolipemiante), safranal (antidepresivo y tónico cerebral).

◊ Indicaciones: inapetencia, retención de gases, ausencia de menstruación, dolores generales de la boca, molestias en la zona de los dientes, astenia y neurastenia. Reduce la grasa de las arterias.
◊ Contraindicaciones: embarazo.
◊ Riesgo de intoxicación: a dosis muy elevadas es abortivo; puede producir vértigo y hemorragias intensas.

Salvia *(Salvia officinalis L.)*: 10 por ciento.

◊ Principios activos: los ésteres terpénicos alfatuyona y betatuyona (reguladores del sistema neurovegetativo), flavonoides (antioxidantes) y ácido cafeico (ligeramente estimulante).
◊ Indicaciones: astenia, inapetencia, diabetes y desequilibrios hepáticos.
◊ Contraindicaciones: embarazo, lactancia, insuficiencia renal, hiperestrogenia, tumores mamarios y uterinos.
◊ Riesgo de intoxicación: el naturópata deberá controlar la glucemia en los pacientes diabéticos.

◊ **China,** derivada del quino *(Cinchona succirubra),* árbol del que se obtiene la quinina, muy aconsejable en procesos febriles, y el ácido quinotánico, que es muy efectivo en la recuperación de las glándulas suprarrenales.
◊ ***Acidum phosphoricum,*** muy indicado en los estados de neurastenia por su contenido en ácido pícrico, que activa de forma natural las moléculas de oxígeno, hidrógeno, carbono y nitrógeno, es decir, las proteínas que participan en la recuperación de los tejidos.

Los remedios homeopáticos que vamos a encontrar en las farmacias son gránulos, glóbulos o gotas. Lo más práctico y lo que recomiendo en este libro para todos los públicos son los gránulos. Si queremos tratarnos a nivel físico y de forma local o aguda, se recomiendan las diluciones 5, 7 y 9 CH; para los desequilibrios de origen físico y mental, las diluciones 15 y 30 CH, y cuando queramos abordar desequilibrios del alma y el espíritu, la dilución 200 CH. Estas son las dosis necesarias en función de las diluciones:

◊ 5, 7 y 9 CH: tres gránulos de tres a cinco veces al día.
◊ 15 y 30 CH: cinco gránulos en ayunas de tres a cinco veces a la semana, una sola dosis al día.
◊ 200 CH: cinco gránulos en ayunas una o dos veces a la semana, una sola dosis al día.

Los gránulos se ponen debajo de la lengua hasta que se diluyan. No se puede tomar café, menta ni tabaco media hora antes o después de la ingesta de medicamentos homeopáticos. Las dosis sugeridas son para adultos de entre sesenta y cinco y setenta kilos; en el caso de los niños, habría que calcularlas según el peso.

MICRONUTRIENTES PARA LA NEURASTENIA

◊ **Vitamina B5 (ácido pantoténico).** La vitamina B5 es hidrosoluble, lo cual quiere decir que se metaboliza con el agua del cuerpo. Gracias a esta propiedad, el cuerpo sintetiza la que necesita y excreta la sobrante a través de la orina, las heces o el sudor. Esta vitamina es esencial para la recuperación de las glándulas suprarrenales; está muy indicada en caso de apatía, inquietud, calambres musculares y agotamiento. Fomenta una buena producción de cortisona en la corteza adrenal. Hay que tener en cuenta que las vitaminas del grupo B se deben tomar junto con un complejo B. Así, por ejemplo, si tengo que tomar la vitamina B5, es conveniente que tome también un comprimido del complejo B-50 o B-100. (Los complejos vitamínicos que llevan todas las vitaminas del grupo B se llaman B-Complex; a grandes rasgos, el complejo B-50 contiene cincuenta miligramos de cada una, mientras que el complejo B-100 contiene cien miligramos de cada una.) Es necesario proceder de esta manera porque cuando tomamos una vitamina B son necesarias todas las otras vitaminas del grupo B para que dicha vitamina sea sintetizada. No debemos olvidar que las vitaminas del grupo B son cofactores enzimáticos y que, por lo tanto, se encuentran en todos y cada uno de los procesos enzimáticos que el organismo requiere en sus metabolizaciones.

◊ **Magnesio,** preferiblemente en forma de carbonato o de citrato. El magnesio es un metal alcalino cuyo nombre deriva de la ciudad griega Magnesia, lugar en el que existen grandes cantidades de este elemento en forma de carbonato. El magnesio es el cuarto mineral más abundante en el cuerpo. El intestino delgado absorbe más o menos un 50 por ciento del magnesio ingerido. Las cápsulas adrenales segregan una hormona llamada *aldosterona*, que ayuda a regular la tasa de excreción. Esta hormona se ve muy afectada por el estrés, y es muy factible que un estrés y una ansiedad elevados puedan conducir a un estado de neurastenia. El magnesio es esencial en la conducción del impulso nervioso a través de las sinapsis neuronales; es decir, es muy necesario para el equilibrio de los pensamientos a nivel neuronal. Un adulto debería tomar entre ciento ochenta y trescientos miligramos al día, repartidos entre dos o tres comidas preferiblemente.

◊ **Glicina,** el aminoácido no esencial que suele estar más presente en todas las rutas metabólicas corporales. Es tal vez el aminoácido más simple de todos, aunque tiene una importancia vital en el comportamiento neuronal. Al no ser esencial, se estima que absorbemos unos tres gramos al día de los dieciocho que nos hacen falta; por lo tanto, es necesario tomarlo como suplemento a diario, sobre todo porque lo encontramos, principalmente, en la piel del pescado y en las uñas, el pelo y los huesos de los animales, partes que habitualmente no consumimos. La glicina es de vital importancia para la síntesis del colágeno, para mejorar el funcionamiento de la glándula pituitaria y para evitar o aliviar la ansiedad y el estrés. Recomiendo seguir los trabajos del doctor Meléndez-Hevia acerca de la investigación que lleva haciendo desde hace más de treinta años sobre este aminoácido.

EL DESEQUILIBRIO EMOCIONAL EN LA NEURASTENIA

¿De dónde viene este fenómeno tan extendido entre la población, que nos afecta a tantos de nosotros? Indudablemente, la primera causa es un desequilibrio del chakra raíz, que constituye el eje central de este libro. Las patologías de las que estamos hablando en esta obra tienen una relación directa con el desequilibrio del primer centro energético, que tanto nos enraíza a la tierra.

No es la actividad diaria lo que nos cansa, ya que el cuerpo humano está diseñado para realizar muchísimas más actividades de las que ejecutamos, tanto pesadas como sutiles. Son el pensamiento y el control constantes los que conducen a una secuencia interminable de pensamientos-emociones que colapsan nuestras neuronas y nuestros centros energéticos.

Es nuestro sistema de creencias el que nos mantiene en este estado de tensión, al imponernos obligaciones. Nos regimos por el «tengo que»: «Tengo que trabajar más», «Tengo que meditar más», «Tengo que hacer más yoga», «No hago lo suficiente para sobresalir en el trabajo», «Los demás se esfuerzan más que yo», «¿Qué hago sentado en el sofá?», «¿Por qué no estoy produciendo?».

Y es que desde que somos muy pequeñitos, incluso cuando aún estamos en el claustro materno, vamos aprendiendo de nuestros padres que sin sufrimiento no hay recompensa.

Sentimos que todo es mucho más fácil si no nos apegamos a todo lo que tenemos y dejamos de sufrir por perderlo. El empeño en que todo se mantenga de la misma forma es siempre lo que nos va quitando la vida poco a poco y no nos deja recuperar la energía vital.

Para tener motivación es necesario tener energía vital; así podremos cocrear todo lo que sintamos sin necesidad de esforzarnos tanto. ¿Qué es la energía vital? Podemos entenderla como esa energía invisible que sostiene los cuerpos energéticos que no vemos; en el tao se la llama *qi;* en el hinduismo, *prana;* y en el *Corpus hippocraticum, orgón.* Tenemos acceso a la energía vital siempre y cuando descansemos física y mentalmente, y siempre que gocemos de paz mental y serenidad en el corazón. Tal vez te parezca difícil que se cumplan estas condiciones en tu caso, pero no es imposible alcanzarlas; espero que las herramientas que te estoy brindando te ayuden en este cometido.

FLORES DE BACH PARA LA NEURASTENIA

Una de las principales fuentes de miedo en la vida son los cambios, las famosas salidas de la zona de confort. Pero justo ahora, en este preciso instante de la historia de la humanidad, se nos está pidiendo a gritos que salgamos de nuestra zona de confort, que soltemos lo seguro y nos abramos a confiar en la vida. Inevitablemente, se abrirá un vacío enorme delante de nosotros si damos este paso. La combinación de flores de Bach que aquí presento nos ayudará a hacer frente a esta incertidumbre.

Rock rose **(valor)**. Nos permite abrirnos al valor de sostener los procesos más catárticos internos, mirando de frente al terrorífico miedo que nos invade en las situaciones de cambio. Mirar al miedo de frente es una de las tareas más difíciles para los humanos, pues nos enrocamos en los pensamientos continuos de pesimismo, negación y dolor, que no hacen otra cosa que prolongar el sufrimiento. El valor es la disolución que nos propone *rock rose*. En alquimia, la disolución es el proceso que se abre ante la limitación del momento que vivimos como un «problema». Ya es hora de que no veamos la vida como un problema, sino como un continuo de experiencias que en muchas ocasiones nos limitan o, como se diría en alquimia, nos coagulan. Aunque no hay duda de que, en muchas ocasiones, estas limitaciones son dolorosas, incluso incapacitantes, y producen ansiedad, cuando se disuelven empezamos una nueva vida. Ya es hora de que veamos la experiencia de la vida desde la óptica del alma, es decir, como una forma de vivir con lo que surge a cada instante permitiendo la experiencia que sea, por dura que nos parezca. Cuando nos resistimos al cambio, es cuando los procesos más profundos salen a la superficie. Esto no es ningún tipo de castigo; solo ocurre que una fuerza interna tira de nosotros hacia arriba, ya que, como decía Abraham Maslow en su libro *El hombre autorrealizado,** toda energía vital tiende siempre a la evo-

* Barcelona, Kairos, 1973.

lución, nadie involuciona, pues el espíritu empuja al alma con fuerza a la experiencia.

> Uno puede optar por ir hacia la seguridad o por avanzar hacia el crecimiento. El crecimiento debe ser elegido una y otra vez; el miedo debe superarse una y otra vez.
>
> ABRAHAM MASLOW

***Rock water* (flexibilidad).** La rigidez es uno de los niveles más bajos en los que se sitúa la mente humana (al menos, uno de los más bajos entre los que experimentamos la mayoría de nosotros, y en los que residimos habitualmente). En el apartado dedicado a este elixir podríamos hablar de los sistemas de creencias, que son todos esos programas que nos inculcan desde que somos niños: las veces al día que hay que comer, la cantidad de horas que debemos dormir, la historia que nos enseñan en el colegio, la moral social a la que debemos sujetarnos para ser aceptados, cuánto deporte tenemos que hacer, la idea de que los diagnósticos médicos deben ser aceptados sin más, la idea de que no podemos vivir solos, la idea de que solo se sobrevive cuando tienes a alguien al lado, etcétera. A estos sistemas de creencias se les suma el impacto del ego espiritual, que está presente en muchas personas e impone sus propias limitaciones.

Son tantos los programas limitantes por los que nos regimos en nuestra vida que no acabaría nunca este libro si me propusiese enumerarlos todos. El mensaje que quiero dar al respecto es que cada vez tenemos que ser más nosotros mismos, con nuestras virtudes y defectos. Tratar de ser lo que quieren los demás va a hacer de nosotros seres desdichados, pues nos vamos a convertir en copias, y esta actitud nos frustra y enfurece.

> Nacemos siendo originales y morimos siendo copias.
>
> CARL GUSTAV JUNG

En estos últimos años hemos vivido con gran frustración una serie de normas que, en muchos casos, se han aceptado por las presiones sociales y familiares, basadas en criterios mentales rígidos sobre cómo hay que vivir correctamente en sociedad para salvaguardar al otro. Pero, en última instancia, las mentes rígidas que albergan sistemas de creencias limitantes son muy peligrosas. Según la buena conciencia de los dirigentes que tienen este tipo de mente, lo que te dicen es lo necesario para sobrevivir. Pero Hitler creía que la raza aria debía preponderar para que el planeta fuera mejor; su «buena conciencia» mató a seis millones de personas. Y es que muchas veces las buenas conciencias matan a personas. Seamos flexibles; cambiemos dogmas con la flexibilidad mental que nos propone *rock water*.

***Olive* (madre-regeneración-energía psicofísica).** Incluyo esta flor de Bach porque estimula la energía tanto mental como física. Más concretamente, este elixir nos propone restablecer la energía femenina, la energía yin. La dirección en la vida la obtenemos del padre, y la fuerza, de la madre; por este motivo, es muy natural que *olive* nos dé la fuerza y la regeneración que necesitamos ante los procesos de la vida que nos llevan a situaciones extenuantes. Somos seres que viven unas experiencias humanas muy potentes, y se trata de que seamos nosotros mismos sin perder el amor y el respeto por el otro; tenemos que equilibrar las relaciones con el padre (la masculinidad) y la madre (la feminidad), lo que es lo mismo que decir que debemos equilibrar la dualidad. Tenemos que equilibrar la pareja, es decir la mitad que es nuestra luz y la mitad que es nuestra sombra, en una sola persona. A ello se suma la relación con los hijos, que son nuestros espejos, a lo cual hay que añadir nuestras relaciones en el terreno social y laboral. Ello nos lleva, en muchas ocasiones, a vivir momentos de mucho estrés, e incluso procesos de incertidumbre, que merman nuestra energía hasta el punto de entrar en un proceso de neurastenia. *Olive* nos propone reforzar la energía desde el equilibrio de las emociones, del apaciguamiento de las aguas y de volver a tomar la energía de la vida, o sea, de la madre.

Wild oat (**vocación-dirección**). ¡Cuántas veces nos hemos encontrado en la tesitura de no saber hacia dónde dirigir nuestra vida! ¿Qué camino tomar? He aquí la eterna dicotomía. Sabemos que al elegir un camino, dejamos otro, y eso nos lleva a procesos de desasosiego y angustia. Encontrar nuestra dirección es uno de los momentos más potentes de nuestra vida. Se nace al menos tres veces en esta vida: una cuando nacemos, otra cuando sabemos a qué hemos venido a esta vida y la siguiente cuando realizamos lo que hemos venido a hacer. El momento en el que encontramos esta dirección es inolvidable para todos nosotros. Pues bien, *wild oat* nos invita a diluir la duda de la dirección y a coger el camino de nuestra vocación real, es decir, aquella que elegimos álmicamente antes de encarnar aquí como humanos. La palabra *vocación* proviene del latín *vocare,* que significa llamar. Cuando podemos escuchar la llamada, a veces tenemos dudas y miedos que nos someten y nos bajan mucho la energía. Con esta flor, Edward Bach plasmó profundamente la llamada del alma al servicio de la vida:

Aquellos que tienen la ambición de hacer algo prominente en la vida, que desean tener mucha experiencia y disfrutar de todo lo que puedan disfrutar, para gozar al máximo de la vida, tienen la dificultad de determinar qué ocupación seguir, ya que, aunque sus ambiciones son fuertes, no tienen una vocación que les atraiga por encima de las demás. Esto puede causar retraso e insatisfacción.

EDWARD BACH

TÉCNICA DE RESPIRACIÓN

Voy a presentar el *samavritti* o *pranayama* cuadrado, una herramienta de respiración que nos ayuda a relajarnos, aliviar el estrés y concentrarnos. Las escrituras más antiguas del yoga muestran que maestros muy avanzados lo practicaban en su día a día.

El proceso respiratorio normal consta únicamente de dos fases: inspiración *(pûraka)* y espiración *(rechaka)*, pero los verdaderos *pranayamas* incluyen las retenciones. Como comentaba en el capítulo 3 cuando presentaba la técnica de respiración *mahaprana*, hay dos tipos de retenciones: las que hacemos con los pulmones llenos de aire *(antar kumbhâka)* y las que hacemos con los pulmones vacíos *(bahya kumbhâka)*.

La palabra *samavritti* es la suma de dos componentes: *sama,* «igual», y *vritti,* «fase» o «movimiento». Por tanto, *samavritti* sería un «movimiento o fase igual, de ahí que se denomine *respiración cuadrada,* pues consta de cuatro fases que tienen la misma duración: inspiración, retención con los pulmones llenos, espiración y retención con los pulmones vacíos.

Antes de comenzar el *pranayama,* siéntate cómodamente en posición de meditación; también puedes sentarte en una silla si lo prefieres. La postura debe resultarte cómoda y tienes que poder mantenerla. A continuación, realiza tres o cuatro respiraciones *mahaprana* y asienta el cuerpo y la mente. A hora ya estás listo para practicar *samavritti,* según este esquema:

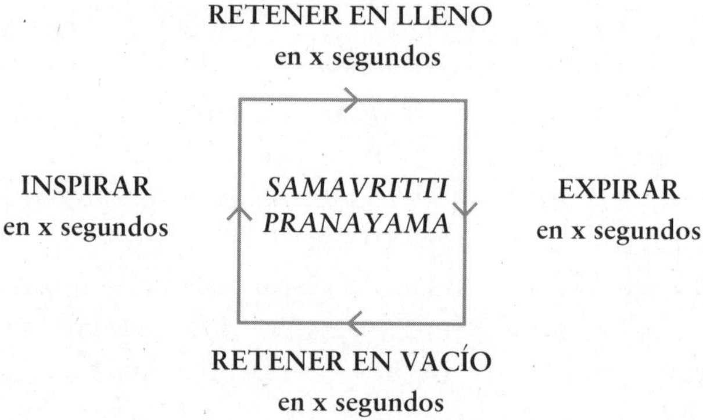

Por ejemplo:

1. Inspira durante cinco segundos visualizando una línea que asciende.
2. *Antar kumbhâka:* retén la respiración con los pulmones llenos durante cinco segundos, visualizando una línea que va hacia la derecha.
3. Espira durante cinco segundos, visualizando una línea que desciende.
4. *Bahya kumbhâka:* retén el aire con los pulmones vacíos durante cinco segundos, visualizando una línea que va hacia la izquierda, cerrando así el cuadrado.

Con la práctica, los tiempos pueden ir aumentando; de la misma manera, si cinco segundos son demasiados para ti, puedes empezar con tres, por ejemplo.

Inhala el futuro, exhala el pasado.

AUTOR DESCONOCIDO

TÉCNICA PSICOENERGÉTICA EQUILIBRADORA

Frecuentemente, la neurastenia tiene que ver con el hecho de que dispersamos las energías y nos dejamos controlar fácilmente por nuestros miedos, inseguridades e inquietudes. No sentimos amor por lo que hacemos, y surgen la resistencia y el aburrimiento.

Bloqueo emocional. Este cansancio se produce en las personas que tienen cosas que arreglar con su progenitor del mismo género. En la infancia, quisieron impresionar a ese padre o a esa madre e hicieron todo por complacerlo o complacerla, pero no obtuvieron el reconocimiento anhelado. Se sintieron controlados e impotentes. Al no creer en su valor, adquirieron el hábito de hacer para demostrar que son. Ahora no pueden hacer nada y ni siquiera tienen el deseo de hacerlo.

El bloqueo emocional también se puede producir por una gran dificultad en el parto, que se traduce en una vida llena de dificultades para sacar adelante proyectos laborales, sociales o familiares. Todo cuesta mucho y nos lleva a la muerte, pero antes que morir preferimos estar quietos y no movernos.

Bloqueo mental. Si te reconoces en la descripción anterior, es importante que comiences a reconocer lo que ERES lo antes posible. Acepta el hecho de que tú decidiste, siendo niño, que si hacías mucho, tu progenitor del mismo género te querría más. Solo tú puedes cambiar esta decisión. Nadie en el mundo tiene derecho a exigirte nada que esté más allá de tus límites, ni siquiera tú mismo. Amarse es reconocer los propios talentos, límites y debilidades, con todo lo que ello implica. Si tenías la impresión de que tu padre te exigía mucho, esa no era la realidad. La persona que sufre de agotamiento no está cansada por falta de energía; al contrario, le falta energía porque su capacidad de amar está agotada.

CLARIFICAR OBJETIVOS

Esta herramienta te ayudará a concretar lo que quieres en el presente. El cuerpo emocional y el mental en su forma más racional requieren objetivos a corto, medio y largo plazo. En la mayoría de los casos de neurastenia, el cansancio se ve agravado y se prolonga en el tiempo por no haberse concretado qué objetivos se quieren perseguir en la vida. Procedamos, entonces:

1. Toma conciencia de tu estado actual y no lo rechaces; acéptalo.
2. ¿Qué objetivos te gustaría alcanzar? ¿Cómo serían

las cosas y cómo te sentirías si ya los hubieses alcanzado? En esta fase tienes que ser coherente con los objetivos; debes comenzar con alguno o algunos a los que puedas aspirar en este momento de tu vida.

Para detectar tus objetivos, puedes observar qué expresas en negativo («No quiero esto»), y reformular eso mismo en positivo; estos nuevos enunciados expresarán lo que sí quieres. Por otra parte, cuando dejamos cosas o situaciones que no queremos, suele estar implícito lo que sí queremos, aunque es posible que no seamos conscientes de ello; lo reprimimos a causa del miedo, porque nos sentimos incompetentes o porque nos falta energía.

OBJETIVOS

- ◊ **Objetivo:** «Quiero...». Formúlalo en positivo y con cuidado; hay que ser muy preciso con el lenguaje. Visualiza el objetivo.
- ◊ **Metaobjetivo:** para qué. Es de gran importancia ir tras objetivos claros y precisos, y tener claros los motivos por los que queremos eso.

◊ **Contextualiza:** dónde quieres conseguir el objetivo, con quién y cuándo.
◊ **Sé autorresponsable:** el objetivo tiene que depender de ti al cien por cien para que puedas tener la seguridad de alcanzarlo.
◊ **Ecología:** ¿podrás vivir de forma equilibrada si persigues este objetivo? ¿Podrás comer, descansar o relacionarte adecuadamente?
◊ **Efectos en tu vida:** ¿cómo va a impactar este objetivo, cuando lo hayas alcanzado, a las personas de tu entorno (familiares, amigos, compañeros)? Valora qué es más importante y las compatibilidades y posibles incompatibilidades.
◊ **Operaciones:** acciones o recursos específicos para llegar al objetivo. Apunta por lo menos cuatro, teniendo en cuenta que el hecho de organizar este proceso ya es una de estas cuatro operaciones.

Siguiendo el proceso descrito, define claramente tres objetivos. A continuación, define su grado de prioridad. Seguidamente, visualízalos en el presente como algo ya cumplido, en la zona del sexto chakra (tercer ojo) durante nueve segundos, y después en el corazón durante nueve segundos más. Realiza esta acción seis veces al día.

Observarás como, poco a poco, surgirán pequeños

pasos que te llevarán a alcanzar los objetivos que has determinado.

> Uno no alcanza la iluminación fantaseando sobre la luz, sino haciendo consciente la oscuridad [...]. Lo que no se hace consciente se manifiesta en nuestras vidas como destino.
>
> CARL GUSTAV JUNG

Con esta frase, Jung nos invita a ser naturales, a expresar todo lo reprimido, lo cual incluye nuestros impulsos más primarios; nos invita a permitir que el miedo, la ira, el grito y el temblor se liberen para dar paso a la confianza, la paz en el corazón, el silencio y, cómo no, el amor.

Mantra: «Me estimula la vida. Estoy pleno/plena de energía y entusiasmo».

Capítulo 5

MIEDO

El miedo puede ser la emoción que más han experimentado los hombres y las mujeres desde que empezó a existir la especie humana. En este capítulo, voy a examinar esta emoción tan intensa, que nos controla, que nos confina a las profundidades de nuestra mente, que no nos deja avanzar en muchos momentos y que nos impide vivir los verdaderos cambios que hemos venido a experimentar.

Para realizar esta exploración, nos tenemos que adentrar en lo que somos en realidad. ¿Somos este cuerpo físico? ¿O somos algo más? Tengo que decirte que es más importante lo que no vemos que lo que vemos, por lo que quiero pedirte una cosa: que a lo largo de este capítulo abras tu perspectiva más de lo que ya lo haces y profundicemos juntos en la verdadera esencia de lo que somos.

¿De dónde venimos? Venimos de planos de luz. Y esta afirmación es literal. Me explico. Somos arena cósmica que, en un momento dado, tomó forma humana para vivir una experiencia aquí en la Tierra (también llamada Gaia o Pachamama). Desde la luz creadora que se proyecta desde el centro del universo (al que también podríamos llamar *gran espíritu*) emanan siete luces o siete colores (como los que vemos en el arcoíris). Estas siete luces reciben el nombre de *serafines* en la filosofía teológica del cristianismo (teosofía) antigua. Estos siete colores, reflejados en el muy conocido cubo de Metatrón, conforman la materia visible y la no materia invisible; es decir, crean las galaxias, las estrellas, los sistemas solares y los planetas, y, por supuesto, nos crean a nosotros.

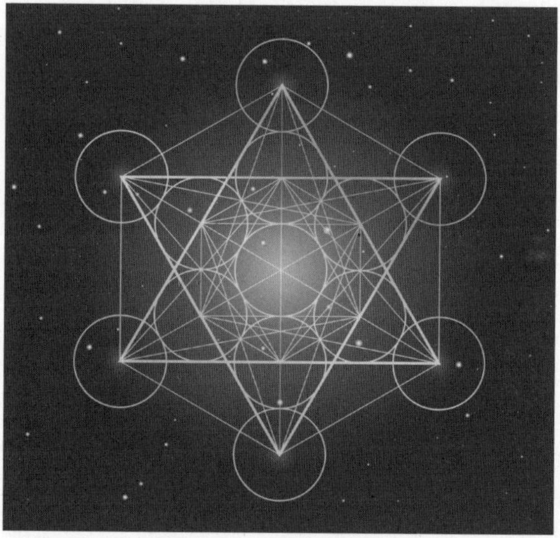

Cubo de Metatrón.

Estamos conformados por una partícula diminuta de esta luz creadora proyectada por el gran espíritu. Esta partícula decidió vivir una experiencia en esta dimensión, en este planeta, pero al ser una energía muy sutil no le era posible vivir en este plano dimensional de materia. En este plano material, todo tiene una gran base de carbono y el espíritu no tiene esta base carbonada, así que necesita un vehículo que lo transporte. A este vehículo lo llamamos *alma*.

El alma tampoco dispone de una base carbonada suficiente para tener la experiencia de vivir en la madre Gaia y, por lo tanto, requiere de otro vehículo: el cuerpo humano. Este sí está compuesto por una materia lo bastante densa para esta finalidad.

Y, ¿qué experimentan todos estos cuerpos? Pues lo que el espíritu les induce a experimentar. El gran espíritu, en su inmensidad y a través de la creación, quiere lo mismo que queremos nosotros en esta vida: experimentar, sentir, observar, gozar, expandirse y contraerse. Al fin y al cabo, si observamos el universo en su inmensidad, que solo podemos calificar de *infinita*, percibimos que siempre está ejecutando un movimiento de contracción o relajación. O sea, está respirando. Ora está inmerso en la acción, ora en la inacción; ora en la construcción, ora en la destrucción. Por eso podemos decir que estamos hechos a su imagen y semejanza.

En el comienzo de los tiempos no existía la dualidad; existía una luz, una conciencia mental o un único continuo mental en estado de meditación. Cuando alcanzó su expansión y amor máximos, sintió curiosidad por compartir ese amor incondicional e infinito. Y en ese compartir creó, a través de la luz, el sonido, la geometría y la dualidad de lo masculino y lo femenino. No se generó por casualidad la dualidad, sino que la creó esta gran conciencia para experimentar dos energías distintas en su seno; quiso sentir la polaridad para, así, poder seguir expandiendo el universo y la creación. De ahí salió la energía femenina yin, Eros o Shakti, que es la materia que vemos que conforma los planetas, y la energía masculina yang, Logos o Shiva, que es lo que se describe desde la astrofísica como la *no materia*.

Transcurridos eones, el gran espíritu quiso compartir la dualidad (a la vez que conservaba, siempre, la unicidad), para lo cual creó, a través de la luz, el sonido y la geometría, cinco nuevos espacios luminosos, que rigen sobre todo la Vía Láctea (nuestra galaxia). Estos espacios luminosos son los elementos fuego, aire, tierra, agua y prana. Del fuego salieron las constelaciones Aries, Leo y Sagitario. Del elemento aire, las constelaciones Géminis, Acuario y Libra. Del elemento tierra, Capricornio, Tauro y Virgo. Y del elemento agua, Cáncer, Escorpio y Piscis. Tenemos doce constelaciones y, por tanto, doce signos zodiacales; también doce apóstoles, doce trabajos de Hércules, etcétera. Si separamos el 12 en sus componentes y los sumamos, 1 + 2, obtenemos el número 3. Y tres son las fuerzas principales: el espíritu, el alma y el cuerpo físico.

Finalmente, cuando esa arena cósmica, esa dualidad, llevaba eones experimentándose, de los cinco elementos, de las doce constelaciones y de la ilimitada experiencia y luminosidad de la fuente creadora surgió nuestra amada madre Pachamama, y surgimos nosotros, con nuestro cuerpo físico.

DEL EGO AL HUMANO

Al tomar este cuerpo humano decidimos pasar por una serie de experiencias, que siempre podemos afrontar, aunque, a veces, con dificultades.

Una de estas experiencias difíciles es el nacimiento. El nacimiento es una muerte. Durante nueve meses estuvimos en un medio acuático, que era todo nuestro universo, cuando de repente, un día, se abrió una puerta y se nos obligó a salir. Tiraron de nosotros y experimentamos dolor. Pasamos a encontrarnos en un medio totalmente distinto y desconocido, aéreo, y de buenas a primeras tuvimos que luchar para sobrevivir. El nacimiento es la primera ocasión en la que damos una respuesta al estrés; una respuesta de huida o bien de lucha.

En el parto hay, primero, una gran contracción, y después se produce la relajación. Una vez que hemos pasado por esta experiencia, experimentamos todo desde la contracción y la relajación en la vida. El exponente por excelencia de este movimiento es la respiración; pero hallamos la contracción y la relajación en muchos otros contextos.

En la vida nos encontramos en una fase de contracción cuando estamos en un proceso vital que nos mantiene inmóviles, sin saber adónde ir, presas de la incertidumbre; esta fase puede durar días, semanas, meses o años, pero llega el momento en que esa tensión se relaja, se afloja, y sabemos hacia dónde dirigirnos. Entramos en la confianza, la seguridad, la diligencia y el amor, y nos prestamos a seguir el movimiento de la vida, en lugar de seguir resistiéndonos y querer imponer la dirección de este movimiento en lo que es un vano empeño.

De hecho, hemos venido a experimentar la confianza en la vida, ni más ni menos. Ponernos al servicio de la vida es una de las cosas más difíciles que venimos a experimentar como seres procedentes del polvo cósmico.

Desde el punto de vista científico, la confianza es poder tener proyectos para vivir en comunidad y tener relaciones sociales satisfactorias. Tiene que ver con las funciones cerebrales de una hormona llamada *oxitocina*.

Desde la filosofía profunda y la psicoterapia transpersonal, la confianza es un estado en el cual fluimos con el momento que la vida nos propone. Aceptamos lo que ocurre en cada momento sin más, porque sentimos que todo es como tiene que ser en cada instante dado.

Somos seres que hemos vivido en el ego durante los últimos tres mil años; hemos querido asegurarnos la vivienda, el dinero, el coche, la comida, la pareja, la vida social, el control, la seguridad, etcétera. Y en la actualidad nos encontramos en la tesitura de tener que deshacernos de todo ello y pasar a vivir de nuevo como humanos. Nuestros ancestros nunca vivían mucho tiempo en el mismo lugar; eran nómadas que iban buscando el clima adecuado para la supervivencia y la vivencia. Vivían en entornos en los que primaba la calma y en los que podían hacer introspección; se reservaban momentos de tranquilidad para escucharse aun estando rodeados de la tribu.

Ser humano pasa, indudablemente, por decir «sí» a la vida en todas sus tonalidades, con todos sus misterios y con todas sus motivaciones incomprensibles para nuestro ego. Ser humano pasa por sentir la incertidumbre, la ansiedad, el insomnio y otros muchos estados de desequilibrio mental, y por mirar y respirar todos estos estados. Y ser humano también pasa por sentir que no estamos solos al pertenecer a la unicidad del gran espíritu. No he dicho esto último a modo de consuelo ante los otros escenarios que acabo de enumerar, sino a partir del convencimiento total de que en ningún momento estamos solos en esta experiencia.

Cuando empezamos a percibir que no estamos solos, sino que pertenecemos a la unidad, dejamos de vivir el miedo como un estado negativo y lo utilizamos para impulsarnos hacia la ascensión y experimentación humanas.

SOLTAR

Debemos ser pacientes en el proceso de soltar. A veces parece que no está ocurriendo nada y esto es difícil para los occidentales, que queremos que todo ocurra con rapidez. Tenemos que aprender a observar los momentos de paz dentro de los momentos catárticos que vivimos en el camino. Con la práctica, podemos liberarnos y fluir con cualquier momento de ansiedad o miedo y transmutarlos en tranquilidad y compasión. Podemos comenzar a confiar en las situaciones en las que sentimos paz en el corazón. En muchas ocasiones esperamos el momento de la tormenta cuando nos sentimos felices, y esto dificulta enormemente que podamos soltar las situaciones caóticas que podemos estar viviendo en cualquier momento o cualquier experiencia que la vida nos presente. «Si sueltas un poco, tendrás un poco de paz —decía Ajahn Chah—. Si sueltas más, tendrás más paz. Y si sueltas del todo, ocurra lo que ocurra, tu corazón estará libre.»

A la pregunta de por qué no sentía odio hacia la China comunista, el dalái lama respondió: «Han invadido el Tíbet; han destruido nuestros templos, quemado nuestros textos sagrados, destrozado nuestras comunidades, y nos han privado de nuestra libertad. Nos han robado tanto... ¿Por qué iba a permitirles que me robasen también la paz de mi mente?».

Soltar no significa que no nos importe nada y que abandonemos las responsabilidades en cuanto a lo que acontece en nuestra vida. Soltar significa que en cualquier acción en la que estamos sumergidos somos conscientes de la inacción que hay tras ella.

La inacción es ser conscientes del mundo interno emocional sin implicarnos con él. Por ejemplo, podemos tomar conciencia del miedo que sentimos y en la quietud respirarlo, preguntarle qué ha venido a decirnos, hacerle partícipe de nuestro momento vital y evitar el rechazo o la aversión ante este miedo.

La inacción es poner una semilla en la tierra, proporcionarle una atención serena, regarla con agua y amor y dejar que la naturaleza haga el resto. La inacción es confiar en que la germinación tendrá lugar, y si esta no se produce, confiar en que la próxima semilla germinará. Se trata, en definitiva, de desapegarnos de los frutos de la acción.

Desapegarnos de los frutos de cada acción que realizamos es uno de los procesos más difíciles que podemos afrontar en esta vida, pues la costumbre moral y social es intervenir en todos los procesos de la vida, de todas las formas posibles, hasta conseguir lo que queremos. Por ejemplo, si queremos acceder a una vida laboral más flexible, cómoda y abundante, realizaremos acciones en esa dirección sin sentirnos frustrados en el caso de que algunas de ellas fallen, y tampoco nos sentiremos orgullosos si algunas de ellas dan el resultado apetecido, pues en la vida no existen ni el éxito ni el fracaso; ambos son lo mismo.

FLORES DE BACH PARA EL MIEDO

En este proceso vamos a trabajar con dos secuencias distintas de flores, una para los miedos conocidos y otra para los desconocidos, pues en todos los momentos en los que tenemos miedos no siempre reconocemos su procedencia ni los sentimos.

La primera secuencia será para los miedos conocidos:

Mimulus. Es un elixir que nos da la conciencia del atrevimiento, pues el miedo, como ya hemos comentado y explorado, es limitante si nos inmoviliza hasta el punto de que nos impide actuar. Todos nosotros sentimos miedo ante lo desconocido o inexplorado; si vamos adelante de todos modos, se dice que hemos salido de nuestra zona de confort y hemos iniciado el viaje del héroe. En este viaje, afrontamos los desafíos que, en muchas ocasiones, nos han limitado. Por lo tanto, *mimulus* nos da el atrevimiento que necesitamos para emprender el viaje, para salir de la charca limitante y entrar en el río o en el mar, que es la total inmensidad y a la vez el vacío —la experiencia más intensa y vivencial que podemos tener en la vida.

Oak. Nos abre a la perseverancia, a la constancia. Si existe algo que verdaderamente influye en nuestra exploración interna hacia el autoconocimiento es la perseverancia. Te puedo decir que, en mi experiencia, si algo ha sido auténtico en mi camino, este algo ha sido la persistencia ante las caídas, que no creo que hayan sido menos dolorosas que las que puedas haber experimentado tú. Cuando practicamos la meditación de la atención a la respiración, se dice que estamos en un constante estado de perseverancia, pues la mente, con sus pensamientos que son como monos saltando de rama en rama, nos hace salir una y otra vez del estado de atención, y es la perseverancia la que nos induce a volver a prestar atención en cada una de estas ocasiones. En la meditación, gracias a la perseverancia, acabamos por ser capaces de gestionar nuestras emociones, el miedo entre ellas.

Wild oat. Fomenta la vocación y la dirección. Antiguamente, los griegos hablaban de vocación cuando una persona se dedicaba a la labor que había venido a desempeñar; su alma había encarnado con un propósito y esa persona lo conocía, por lo que sabía cuál era su camino, su *dharma*.

A veces confundimos la vocación con lo que nos gusta. Lo que hacemos nos gusta..., pero este sentir está lejos de ser la vocación. La vocación consiste en sentirse pleno a cada instante con lo que el espíritu propone. En ocasiones, nos propone algo gustoso o relevante para el ego y sentimos que nuestra energía se encuentra en un estado óptimo; en otras ocasiones el espíritu nos propone una situación que no nos gusta y sentimos que nuestra energía desciende a los abismos de la desidia, la desilusión, el aburrimiento y la desmotivación.

En estas situaciones, este elixir nos invita a ser conscientes del verdadero propósito de la experiencia espiritual. Por ejemplo, a veces nos sentimos perdidos porque no sabemos qué dirección tomar en el terreno laboral; sentimos que siempre estamos haciendo lo mismo y acabamos por aburrirnos, o puede ser que las exigencias sean elevadas y nos veamos superados. En cualquiera de los dos casos, nos preguntamos si ese es nuestro camino. En otros momentos, la labor que realizamos nos trae incentivos materiales, egoicos o experienciales que nos hacen sentir que estamos en el camino correcto.

Nuestro camino o vocación no depende de la repercusión de nuestra labor, sino de cómo vivimos la labor. Incluso si estamos viviendo un gran momento profesional, familiar o social, el espíritu en algún momento nos llevará a tener que barrer, fregar los platos o limpiar un retrete; todo forma parte de la observación del espíritu y de la experiencia del alma. *Wild oat* nos hace tomar conciencia de que, hagamos lo que hagamos o vivamos lo que vivamos, todo forma parte de lo mismo, de la presencia del espíritu; y fluir con ello es realizar la vocación.

TÉCNICA DE RESPIRACIÓN

En relación con el miedo, vamos a practicar ***nadi shodhana pranayama***.

1. Siéntate cómodamente con la columna recta y los hombros relajados. Esboza una sonrisa serena.

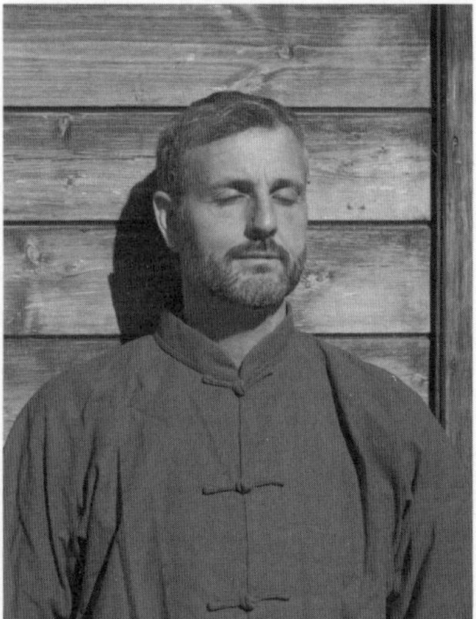

2. Coloca la mano derecha sobre la rodilla derecha, uniendo el pulgar y el dedo índice. El resto de los dedos deben permanecer estirados a la par que relajados.
3. Coloca la punta de los dedos índice y corazón de la mano izquierda sobre el entrecejo (apoyados sobre los senos nasales superiores), el dedo pulgar sobre la fosa nasal izquierda y el anular sobre la fosa nasal derecha. Utilizaremos el pulgar para abrir y cerrar la fosa izquierda y el anular para abrir y cerrar la fosa derecha.

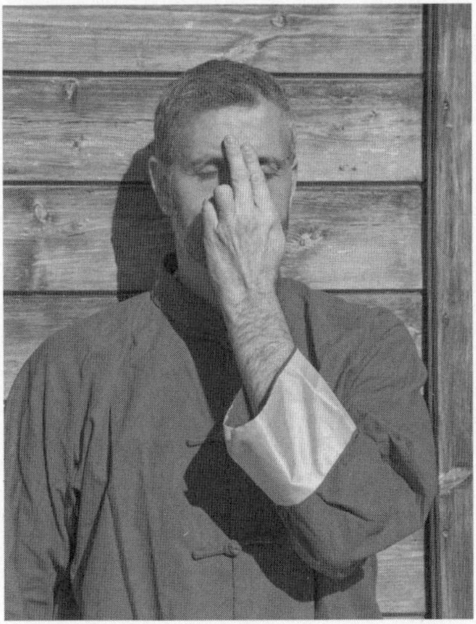

4. Con el dedo corazón tapa la fosa nasal derecha superior (entrecejo), y con el anular, la fosa nasal inferior (nariz). Separa el dedo pulgar de la fosa nasal izquierda y el índice del entrecejo izquierdo.

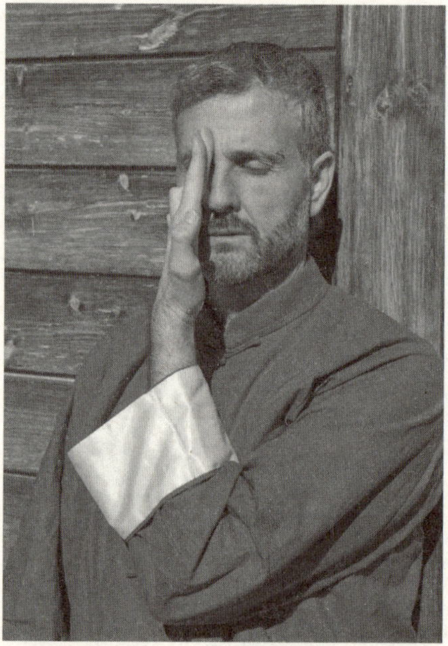

5. Ahora, inhala por la fosa izquierda, lenta y completamente, y mantén los pulmones llenos tres o cuatro segundos. Quita el dedo anular de la fosa derecha (inferior) y el dedo corazón del entrecejo derecho. Tapa con el pulgar la fosa nasal izquierda (inferior) y con el índice el entrecejo izquierdo, y exhala por la fosa derecha lentamente.

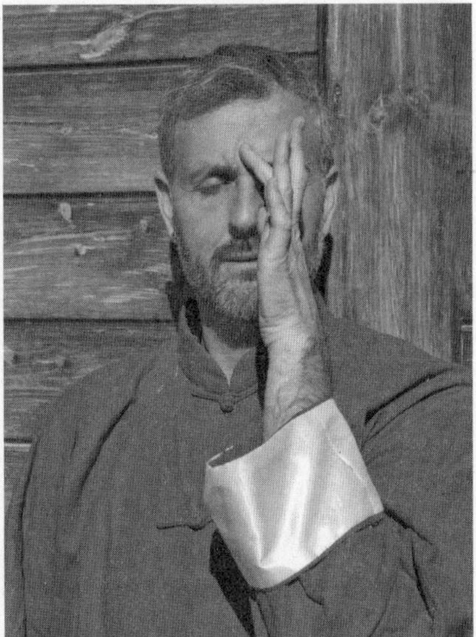

6. Inhala por la fosa derecha y exhala por la izquierda, cambiando la disposición de los dedos. Con esto se completa un ciclo de *nadi shodhana pranayama*. Siempre se comienza por la izquierda y se termina por la izquierda; esto es un ciclo. Continúa inhalando y exhalando, alternando las fosas.
7. Haz cuatro ciclos completos alternando la respiración por ambas fosas. Después de cada exhalación, acuérdate de inhalar por la misma fosa por la que acabas de exhalar. Mantén los ojos cerrados y ve haciendo respiraciones largas y profundas durante todo el proceso, sin aplicar ningún esfuerzo.

Nadi shodhana pranayama ayuda a relajar la mente y nos prepara para entrar en un estado meditativo.

Beneficios de la respiración de las fosas alternadas (*nadi shodhana pranayama*)

◊ Es una herramienta excelente para serenar y centrar la mente. Nuestra mente tiende a arrepentirse de hechos pasados o a glorificar el pasado, y a ponerse ansiosa frente al futuro. *Nadi shodhana pra-*

nayama ayuda a traer la mente al momento presente.

◊ Es una herramienta terapéutica para la mayoría de los problemas de circulación o respiratorios.

◊ Libera eficazmente el estrés acumulado en la mente y el cuerpo, y a la vez los relaja.

◊ Ayuda a armonizar los hemisferios izquierdo y derecho del cerebro, que están relacionados con las partes lógica y emocional de nuestra personalidad, respectivamente.

◊ Ayuda a purificar y equilibrar los *nadis* (los canales de energía sutil).

◊ Mantiene la temperatura del cuerpo y nos libera de los dolores de cabeza producidos por el estrés y la ansiedad.

PUNTOS PARA RECORDAR MIENTRAS PRACTICAS LA RESPIRACIÓN DE LAS FOSAS ALTERNADAS (*NADI SHODHANA PRANAYAMA*)

◊ Esta respiración tiene que practicarse con serenidad, con mucha suavidad y lentitud. Respira siempre por la nariz.

◊ Coloca los dedos suavemente sobre la frente y la nariz, ejerciendo una ligera presión.

◊ En caso de sentirte desganado y emitir bostezos antes de practicar *nadi shodhana pranayama*, verifica el tiempo que tardas en inhalar y exhalar. La exhalación debe ser más prolongada que la inhalación.

TÉCNICA PSICOENERGÉTICA EQUILIBRADORA PARA EL MIEDO: *JAPA*

Todos tenemos prisa con la meditación. Es comprensible, si bien ninguna prisa o aspiración dará lugar a la experiencia, a no ser que se calme la astuta y tempestuosa mente. La meditación es un proceso espontáneo que, únicamente, puede surgir cuando se ha conseguido que la mente alcance cierto grado de armonía y unidireccionalidad. Esto es aplicable cuando la mente está calmada, ya sea durante un tiempo corto o largo. En cualquiera de los casos, debe armonizarse. Sin esta armonización, la meditación no puede surgir. Una de las prácticas meditativas más simples, seguras y sistemáticas se denomina *japa*. Es un método adecuado para todo el mundo, sin excepciones.

La principal ocupación de nuestra vida debería ser afrontar y resolver los conflictos internos y los deseos reprimidos. *Japa* es una herramienta eficaz para ir observando, poco a poco, los aspectos negativos de la parte inconsciente de la mente; al aplicarla, hay muchas menos probabilidades de que surjan efectos colaterales desagradables o incómodos. Esta herramienta relaja la escena mental personal, lo que a su vez puede conducir a la aparición espontánea de la meditación. *Japa* requiere generalmente el uso de un *mala* (collar de cuentas).

La palabra sánscrita *japa* significa «rotar». La práctica se llama así porque implica la continua rotación de un *mala,* sincronizada con un mantra. La práctica se realiza durante un número fijado de repeticiones del mantra (ciento ocho) o durante un tiempo predeterminado. El canto puede ser en voz alta o en silencio. Si quieres una definición para *japa,* se puede decir que es el canto rítmico de un mantra con rotación de *mala* aplicando conciencia. Para obtener los máximos beneficios se ha de practicar regularmente.

El sistema universal

Japa es seguramente el sistema meditativo más extendido y universal. Es una parte integral del yoga y del tantra, así como del budismo y el hinduismo. Muchos escritos tradicionales (sobre todo, textos tántricos) describen las prácticas de *japa* y los beneficios que presenta esta herramienta. Muchos yoguis de la antigüedad son representados practicando *japa*. Según la tradición, Brahma, el creador del universo, originó la creación de todo a través de aplicar *japa* continuamente usando el mantra «Aum». Esta es la importancia que tiene *japa* en la vida espiritual.

Japa no se limita a la India. El sendero budista mahayana usa ampliamente *japa* con un *mala* de ciento ocho cuentas más tres cuentas adicionales que representan el refugio en el *dharma*, Buda y la *sangha* respectivamente. Los sistemas más ortodoxos del cristianismo también usan mucho *japa*. Cualquiera que haya estado en un monasterio, convento o colegio católico romano habrá visto a los monjes o monjas rotando sus rosarios. Quien haya estado en Grecia o en otros países balcánicos, donde predomina la Iglesia ortodoxa griega, sabrá que casi todos los hombres llevan un rosario con ellos: no importa lo que estén haciendo, sea caminar, hablar, estar sentados o trabajando, rotan las cuentas del rosario siempre que les es posible. No está claro que la mayoría de estas personas sean conscientes de la razón de esta práctica, pero la tradición continúa. Parece más que posible que este sistema se introdujese para que cada persona pudiese utilizar la herramienta *japa* durante todo el día.

RAZONES

Suele ser difícil mantener la concentración a causa de la intensidad de la mente, ya que hay muchas distracciones de origen interno y externo. Durante la práctica meditativa nos vemos abrumados por el torrente incesante del parloteo mental interno, o puede ser que seamos incapaces de desvincularnos de los sonidos del exterior y otros motivos de distracción externos. Ambos tipos de distracción hacen que la meditación sea una tarea difícil cuando estamos iniciando el camino de la pacificación mental. Si hay paz interior, se puede cortar con las influencias externas automáticamente.

Frente a ello, normalmente adoptamos dos comportamientos: el primero es no insistir en la concentración. La consecuencia suele ser que la mente inferior campa a sus anchas: nos perdemos en los sonidos externos o en el bullicio de los pensamientos de la mente, o nos entra sueño, etcétera. El segundo comportamiento es forzar la concentración en un intento de evitar el sueño o la tendencia a perdernos en el mundo externo o en el proceso del pensamiento. Esta opción conduce, generalmente, a la tensión mental.

Los dos enfoques anteriores son incorrectos, y tenderán a alejarnos de la obtención de los beneficios derivados de la práctica meditativa. La respuesta, según he indicado, no es concentrarse, sino permanecer consciente. *Japa* es un sistema maravilloso para mantener la conciencia individual. Es más, evita que el practicante se pierda en el mundo externo o en el mundo interno de los pensamientos. También ayuda a evitar el sueño o el sopor. Hablemos ahora de cómo se logra todo esto.

Durante la práctica de *japa,* uno ha de hacer dos cosas: recitar el mantra y rotar las cuentas del *mala*. Ambos actúan como puntos de referencia para la conciencia. Tras un breve tiempo de práctica, se instaura un ritmo: el movimiento del *mala* se sincroniza con el canto. La mente y el cuerpo (una mano) tienen que hacer algo. Esto evita los obstáculos ya mencionados del siguiente modo:

1. En cuanto al sueño: si nos adormecemos, la repetición del mantra y el movimiento del *mala* no serán rítmicos o se detendrán totalmente. Cuando ocurra esto, nos espabilaremos, probablemente. En caso de ser necesario, podemos lavarnos la cara con agua fría.
2. En cuanto a la preocupación por el mundo externo: la rotación del *mala* y el canto del mantra ayudarán a la introversión de forma automática.

Esto es particularmente cierto si el mantra se recita con sentimiento e intensidad.

3. En cuanto a la absorción en los procesos mentales internos, lo importante es no reprimir los pensamientos. Hay que dejarlos surgir, pero siendo consciente de ellos. No hay que perderse totalmente en ellos. No hay que identificarse con ellos. Hay que observarlos como un testigo. *Japa* es un método excelente para llegar a observar los pensamientos sin perdernos completamente en ellos. Con el tiempo, si practicas correctamente y durante periodos suficientes, el propio proceso del pensamiento tenderá a agotarse. La agitación mental decrecerá.

El *mala* y su uso

El *mala* es una parte esencial de la mayoría de las técnicas de *japa*. Como ya se ha expuesto, es principalmente una herramienta para mantener la conciencia. Puede estar hecho de distintos materiales, dependiendo de la tradición. Los *malas* que más se usan en yoga están hechos de cuentas de madera de sándalo, tulsi (albahaca sagrada) o *rudraksha*. El *mala* que la mayoría de los *sadhakas* utilizan actualmente para su *japa* está hecho de madera de tulsi. También pueden emplearse cuentas de cristal, entre otros materiales.

Pueden utilizarse *malas* con distintos números de cuentas. En yoga, la cantidad habitual son ciento ocho. Las cuentas suelen estar ensartadas en un hilo fuerte y separadas entre sí por un tipo especial de nudo llamado *Brahma granthi* (nudo de Brahma).

Cada *mala* tiene una cuenta adicional llamada *sumeru* (cruce o cumbre). Esta cuenta está fuera del circuito principal del *mala,* en el punto donde se unen sus dos extremos. La cuenta es una parte esencial del *mala.* Es un punto de referencia para que el practicante pueda saber el número de rotaciones que ha realizado. Es decir, el practicante comienza la práctica de *japa* desde el *sumeru* y procede a rotar rítmicamente el *mala,* cuenta a cuenta. Hay una suave circulación y rotación del *mala* hasta que llega a la obstrucción del *sumeru,* lo que inmediatamente le indica que se ha completado una ronda del *mala.* También tiene otro uso: es muy fácil, como ya se ha explicado, olvidar que se está realizando *japa.*

Hay una forma especial de sostener el *mala.* Se ha de tomar con la mano derecha. Se sujeta con un bucle formado por la unión de las puntas de los dedos pulgar y anular. El dedo corazón se usa para rotar el *mala.*

El índice y el meñique no se emplean, sino que han de mantenerse alejados de él.

Los tres tipos de *japa*

Hay tres tipos básicos de *japa,* que se explican a continuación:

1. ***Baikhari japa*** (también llamado *vachika*) es *japa* audible o articulado. El mantra se puede entonar tan alto como se desee. Es la modalidad de *japa* más adecuada para los principiantes y para aquellas personas cuya mente está muy inquieta. De hecho, es uno de los métodos más efectivos para apaciguar la mente cuando uno se siente deprimido, tenso, irritado o infeliz. Casualmente, *baikhari japa* es ampliamente practicado en grupos en todo el mundo. Es muy poderoso. Si has estado en un *ashram* y has oído cantar a cincuenta personas, temprano por la mañana, en una sala de meditación, ya sabrás el poder que tiene el canto colectivo. Toda la atmósfera está cargada de vibraciones positivas. En algunos *ashrams, baikhari japa* se practica continuamente todos los días. Varias personas se turnan para mantener *japa* resonando en

todo el *ashram*. En el *ashram* de Shivananda, sede de la Divine Life Society, el *maha mantra* «Hare Rama Hare Rama Rama Rama Hare Hare Hare Krishna Hare Krishna Krishna Krishna Hare Hare» no ha parado de sonar desde el año 1943.

2. ***Upanshu japa*** es *japa* inarticulado. *Upanshu* significa «susurro». En esta modalidad de *japa,* los labios se mueven, pero no hay un sonido audible externamente. Solo el practicante puede oír el mantra. Esta es la etapa que conduce del simple *baikhari japa* al más sutil *manasik japa. Upanshu japa* es la opción que eligen a menudo personas que practican *japa* durante largos periodos, quizá diez o doce horas al día. Es particularmente útil en los casos en los que es imposible ejecutar *baikhari japa* porque esta opción produciría alteraciones en el entorno (por ejemplo, se correría el riesgo de despertar a los niños por la mañana o por la noche). Si es previsible que cantar «Aum» en voz alta vaya a molestar a tu familia o a tus vecinos, practica *upanshu japa* en su lugar.
3. ***Manasik japa*** es *japa* mental. No se emite ningún sonido audible, aunque el mantra se oye con claridad en el espacio mental. Es la más sutil de las tres modalidades de *japa*. Se ha de practicar cuando la mente está en calma y razonablemente libre de

pensamientos. Si practicamos *manasik japa* con una mente agitada, lo más probable es que caigamos en un agradable sueño o que nos perdamos en el proceso del pensamiento. Si se practica con un estado mental calmado, en cambio, *manasik* es la mejor manera de ahondar profundamente en la mente.

Pronunciación y velocidad

El mantra se ha de recitar rítmicamente y con una pronunciación clara. Debe entonarse con sentimiento e intensidad. Y se ha de sincronizar con la rotación del *mala*. Esto es aplicable tanto si el mantra es entonado en voz alta, como si se emite en un susurro o si se pronuncia en el espacio mental. Si la mente está agitada, lo indicado es cantar el mantra rápidamente; si está más relajada, lo indicado es cantarlo más despacio.

Posición

Puede usarse cualquier postura sentada de meditación, mientras sea cómoda, para hacer *japa*. Tradicionalmente se dice que hay que sentarse mirando al norte o al este.

Técnica

Hay un inmenso número de variantes de *japa*. Los métodos necesitan poca explicación, dado que son muy simples y ya hemos descrito muchos detalles esenciales.

Método 1: *Vak shuddhi*

1. Adopta la posición sentada de meditación. Si no puedes adoptarla, siéntate en una silla. Lo importante es que la postura te resulte cómoda y la puedas sostener.
2. Mantén la columna y la cabeza rectas, pero sin tensión. El mentón tiene que estar ligeramente inclinado hacia la garganta.
3. Sé consciente de tu cuerpo; siente lo inmóvil y relajado que está.
4. No tengas prisa; respira y asienta la posición, además de la disposición a la práctica.
5. Cuando te sientas preparado, comienza a repetir el mantra y a rotar el *mala*, comenzando por el *sumeru*.
6. Mueve cada cuenta sincronizándola con la repetición del mantra.
7. Sé consciente del mantra y de la rotación del

mala, a la vez que observas los pensamientos que emergen.

8. No rechaces ningún pensamiento; déjalos surgir, pero sé consciente de ellos.
9. Todo lo que has de hacer es observar el proceso de la mente mientras permaneces en contacto con la práctica de *japa,* el mantra y el movimiento del *mala.*
10. Lo mismo se aplica a las alteraciones externas: sé consciente de ellas, pero mantén la conciencia del mantra y del *mala.*
11. Continúa de este modo hasta que regreses al *sumeru.*
12. No cruces el *sumeru;* en lugar de ello, invierte la dirección girando el *mala* ciento ochenta grados con los dedos.
13. Tras algún tiempo, los pensamientos irán disminuyendo, paulatinamente.
14. Tu concentración se incrementará de inmediato.
15. Si profundizas más, podrían aparecer visiones. Sé consciente de ellas. Déjalas emerger y obsérvalas.
16. Sigue de este modo durante el tiempo que hayas asignado a la práctica.

MÉTODO 2: *PULSE JAPA*

Hay varios tipos de *pulse japa* (*pulse* significa «pulsación», «pulso»). Se practica junto con *manasik japa* (*japa* mental). Este método es básicamente como el primero, excepto por el hecho de que el mantra y la rotación del *mala* se sincronizan con el latido del corazón.

Los lugares más idóneos para sentir el pulso son:

- ◊ El punto central entre las cejas.
- ◊ El corazón.
- ◊ La garganta.
- ◊ El ombligo.

Puedes elegir cualquier otro sitio, pero ha de ser un lugar en el que sientas claramente el pulso.

Recomiendo especialmente experimentar la conciencia del pulso con *manasik japa* tras un tiempo haciendo *baikhari japa*, ya que, de esta manera, parece que el pulso se percibe con mayor claridad. Asimismo, recomiendo especialmente que la conciencia del pulso se experimente en el punto central entre las cejas (*bhrumadhya*).

Conciencia

Puedes practicar *japa* en cualquier momento y en cualquier lugar. Sin embargo, para disciplinar la mente, es mejor practicar según un horario regular todos los días. Los mejores momentos son temprano por la mañana y por la noche antes de dormir.

Japa también se puede practicar como técnica preparatoria antes de realizar otras técnicas de meditación. Ello calmará la mente para que se pueda sacar el máximo partido de la práctica final.

Beneficios

Japa proporciona los mismos beneficios que todas las demás prácticas meditativas. Calma la mente turbulenta y ayuda a expulsar complejos, neurosis, etcétera. Lo hace lentamente, sin perturbar la propia vida. *Japa* carga la mente con vibraciones sonoras positivas, lo que es una maravillosa terapia incluso para la mente más perturbada. Le proporciona unidireccionalidad a la mente, sin que haya que recurrir a la concentración forzada. Ayuda a liberar las increíbles facultades dormidas y el poder que es inherente a todos nosotros. Finalmente, conduce a la meditación.

Normas generales y sugerencias

Para clarificar, procedo a resumir los puntos básicos de *japa* que se han expuesto:

- ◊ Emplea el mantra universal «Aum». Pronunciado, suena «Om».
- ◊ Rota el *mala* con el dedo corazón, utilizando el pulgar y el anular para sujetarlo. Emplea la mano derecha.
- ◊ No cruces el *sumeru* al rotar las cuentas: gira el *mala* para rotarlo en dirección opuesta.
- ◊ Relaja la mente y el cuerpo, pero no te duermas.

Mantras sugeridos

«Om mani padme hum»

Es el mantra del amor y la compasión. Nos ayuda a expandir el corazón y a borrar improntas negativas de la mente. Es el mantra más utilizado en el budismo tibetano en relación con las finalidades que se indican a continuación:

Om pacifica la ignorancia; *Ma,* el enojo; *Ni,* la falta de generosidad; *Pad,* el deseo; *Me,* los celos; y *Hum,* el orgullo.

Entonces, cuando se recita el mantra, este llega a los seis reinos y pacifica las seis emociones negativas. Además, al recitarlo se desarrollan las seis perfecciones:

Om desarrolla la generosidad; *Ma*, la ética; *Ni*, la paciencia; *Pad*, la perseverancia; *Me*, la meditación; y *Hum* desarrolla la sabiduría de la toma de conciencia.

Recitar este mantra también desarrolla los *siddhis* (o poderes):

Om desarrolla el poder último: la iluminación.

Ma desarrolla los poderes ordinarios: los poderes psíquicos.

Ni desarrolla el poder de equilibrar la enfermedad y de eliminar los obstáculos a la práctica.

Pad desarrolla el poder de la larga vida y el incremento del mérito.

Hum desarrolla el poder de reunir los requisitos de alimentación, vestimenta y techo.

«Om ah hum»

Este mantra ayuda a borrar las improntas negativas de la mente, las tensiones emocionales que emergen desde el inconsciente.

Om es el cuerpo de Buda.

Ah es la palabra de Buda.

Hum es la mente equilibrada búdica.

Recitando este mantra evocamos los caminos de la enseñanza de Buda y la pacificación de la mente.

«Om namah shivaia»

Es la invocación al ser interior, al guía, al maestro. Es el gran mantra liberador. Significa: «Me inclino ante Shiva».

«Soham»

Se realiza aplicándolo a la respiración: *So* al inspirar y *Ham* al expulsar el aire. Significa: «Yo soy».

Capítulo 7

EL ELEMENTO TIERRA

Ya solo nos falta describir el elemento tierra, y es lo que vamos a hacer en este capítulo. La tierra nos permite enraizarnos, sostenernos. Es un punto de anclaje para mantenernos en el equilibrio necesario para manejarnos en la dualidad. Sin este equilibrio o estabilidad, vamos pendulando permanentemente de un extremo a otro; somos como un corcho en mitad de una tempestad en alta mar.

Es cuando la tierra desaparece cuando se manifiesta el miedo: el agua estimula la emoción y el aire se desequilibra, lo cual hace que tengamos pensamientos negativos y tortuosos. Es por eso por lo que esta primera entrega ha estado dedicada al chakra *muladhara:* la experiencia personal me ha llevado a advertir, una y otra vez, que la mayoría de nuestros impulsos primarios son activados por el miedo que produce perder el control de la supervivencia. ¿O acaso nunca has tomado decisiones repentinas para solucionar un conflicto —laboral, económico, social o familiar— por miedo a no tener para comer o por miedo a ser excluido y sentirte como un paria?

El elemento tierra lo expresan tres signos zodiacales: Tauro, Virgo y Capricornio. A continuación, voy a describir los diferentes procesos psicofísicos que prevalecen en estas tres expresiones arquetípicas del elemento tierra en la mente inferior y superior humana.

En psicología, se denomina *arquetipos* a las imágenes o los modelos primitivos del inconsciente colectivo que determinan en gran medida el comportamiento humano.

> El inconsciente colectivo es la realidad psíquica primordial, la fuente de todas las motivaciones y formas originales humanas, y de los arquetipos de la vida. No es una dimensión de impulsos e instintos, sino un espacio de imágenes simbólicas. Es el reino de la fantasía creativa del espíritu.
>
> CARL GUSTAV JUNG

TAURO

Tauro es el signo zodiacal que propone en la existencia humana, como ningún otro, la aspiración, el deseo y la voluntad. Tauro vive una parte de su vida inmerso en la materialidad de las experiencias materiales y mundanas; esto le proporciona el conocimiento y el impulso necesarios para pasar a vivir la espiritualidad más profunda, con una buena comprensión al respecto, a partir de la mitad de su vida más o menos.

Tauro es el arquetipo de la belleza y la sensualidad. Tiene la posibilidad de manifestar grandes recursos internos y externos. Es el signo zodiacal que consolida la fuerza empezada por Aries al principio del año astrológico, es decir, la conciencia de que YO SOY LA FUERZA.

La festividad de la luna llena de Tauro se conoce como Wesak. Es la celebración del nacimiento y la muerte de Buda, ya que nació bajo esa luna y ochenta y un años más tarde murió bajo la misma luna de Tauro.

Los nacidos bajo el signo de Tauro tienen la capacidad de manifestar una voluntad, una perseverancia y una resistencia grandes.

Limitación inconsciente de Tauro: miedo a la experiencia.
Evolución consciente de Tauro: optimismo.
Pensamiento semilla de evolución: «Abro la mente y puedo ver».
Flor de Bach equilibradora: *Gentian*.

VIRGO

Virgo equivale a la pureza. En el mes de Virgo, todos los excesos en el desarrollo del yo deben pulirse para que se correspondan con la realidad de la experiencia álmica que hayamos elegido.

Todos elegimos las experiencias que vamos a vivir aquí en el plano humano, según el sentir de nuestra alma. En el contexto de la vivencia humana, todas estas expresiones del alma están sujetas a la polaridad. Virgo nos recuerda que, tanto si es positivo como si es negativo lo que estamos viviendo, hemos decidido vivirlo con total entrega y cuidado hacia los demás. Virgo nos recuerda el cuidado, la atención, la ternura hacia el otro. Vivamos lo que vivamos, nunca podremos comprender al otro si no nos ponemos en sus zapatos; y, en ocasiones, ni siquiera así podremos experimentar con exactitud su vivencia. Es por eso por lo que hemos de ir con cuidado y ternura cuando acompañemos a nuestro amigo, a nuestra hermana, a nuestro primo, a nuestra jefa, a nuestros hijos, etcétera.

El arquetipo de Virgo es el cuidador o la cuidadora: YO SOY LA MANIFESTACIÓN DEL ESPÍRITU. Con este don, los y las virgo son seres que manifiestan su alegría y devoción a través del servicio a los demás. Al hilo de lo que estoy escribiendo, he creído oportuno reproducir una cita de Séneca cuyo contenido podríamos aplicar todos para acompañarnos a nosotros mismos y acompañar a los demás de una manera equilibrada.

> Todos los hombres, hermano Galión, quieren vivir felices, pero al ir a descubrir lo que hace feliz la vida, van a tientas. Y no es fácil conseguir la felicidad en la vida, ya que se aleja uno tanto más de ella cuanto más afanosamente se la busque; si ha errado el camino, si este lleva en sentido contrario, la misma velocidad aumenta la distancia. Hay que determinar, pues, primero lo que apetecemos; luego se ha de considerar por dónde podemos avanzar hacia ello más rápidamente, y veremos por el camino, siempre que sea el bueno, cuánto se adelanta cada día y cuánto nos acercamos a aquello a lo que nos impulsa un deseo natural. Mientras erremos de acá para allá sin seguir a otro guía que los rumores y los clamores discordantes que nos llaman hacia distintos lugares, se consumirá entre errores nuestra corta vida, aunque trabajemos día y noche para mejorar nuestro espíritu. Hay que decidir, pues, a dónde nos dirigiremos y por dónde, no sin ayuda de algún hombre experto que haya explorado el camino por donde avanzamos, ya que aquí la situación no es la misma que en los demás viajes: en estos hay algún sendero, y los habitantes a quienes se pregunta no permiten extraviarse; pero aquí el camino más frecuen-

tado y más famoso es el que más engaña. Nada importa, pues, más que no seguir, como ovejas, el rebaño de los que nos preceden, yendo así no a donde hay que ir, sino a donde se va. Y ciertamente nada nos envuelve en mayores males que acomodarnos al rumor, persuadidos de que lo mejor es lo admitido por el asentimiento de muchos, tener por buenos los ejemplos numerosos y no vivir racionalmente, sino por imitación. De ahí esa aglomeración tan grande de personas que se precipitan unas sobre otras.

Limitación inconsciente de Virgo: sumisión.
Evolución consciente de Virgo: voluntad.
Pensamiento semilla de evolución: «Soy materia y soy Dios».
Flor de Bach equilibradora: *Centaury*.

CAPRICORNIO

Este signo se encuentra en la parte más avanzada y alta del Zodiaco. Representa el momento máximo de desarrollo del ser humano, además de la culminación espiritual del Ser. Representa, entre los signos de tierra, el final y el comienzo de los periodos de experiencia álmica, ya que, cuando Capricornio entra en el año, ello marca el comienzo de una experiencia del espíritu.

El arquetipo de Capricornio es el maestro o la maestra: YO SOY LA FIRMEZA. El maestro es capaz de moldear estructuras firmes, duras y resistentes; también es capaz de sentir, ver y percibir con los ojos cerrados. Un maestro o una maestra es aquel o aquella que puede mostrar caminos desde la humildad, sin necesidad de mostrarse por encima de los demás.

Capricornio nos hace preguntarnos: «¿Qué es lo que he venido a hacer por el mundo y por la humanidad?».

Las experiencias más potentes para la humanidad en las diferentes cumbres de las montañas que se mencionan en la Biblia tienen que ver con Capricornio. Moisés, el dador de la ley en el monte Sinaí, es Saturno. Este planeta rige a Capricornio y es el que nos trae la experiencia de la compensación kármica. El monte Sinaí es Venus en Capricornio, lo cual representa el amor, la mente y la voluntad de la humanidad. Cuando estos componentes se unifican en la persona, surge espontáneamente la energía crística en la conciencia de los hombres y las mujeres; así es transportado el ego a la conciencia con la que vinimos originalmente, que es la conciencia humana. Capricornio nos ayuda a trasladar la conciencia del ego a la experiencia más sublime y real que jamás hayamos podido entender. Vivir la experiencia humana significa vivir, por fin, desde la aceptación y la confianza en relación con todo lo que experimentamos en la vida.

Limitación inconsciente de Capricornio: miedo.
Evolución consciente de Capricornio: atrevimiento.
Pensamiento semilla de evolución: «Soy la luz suprema y en ella confío».
Flor de Bach equilibradora: *Mimulus*.

En resumen: Tauro representa la fuerza y la experiencia; Virgo, el servicio; Capricornio, la voluntad y el atrevimiento. Entre los tres nos indican lo que tenemos que hacer para equilibrar el elemento tierra en nosotros y superar, así, el miedo y la parálisis que experimentamos, en ocasiones, en nuestro baile con la vida.

EPÍLOGO

Hemos llegado al final de esta primera entrega desde lo más sentido de la vida, de la experiencia y del amor. Hemos empezado el camino en la parte más baja de nuestro ser, allí donde soplan los vientos profundos generados por el chakra *muladhara*. Porque ¿dónde va a estar la respuesta a nuestros miedos si no se encuentra en lo más profundo de nosotros? Acceder a ella nos obliga, en esta experiencia humana, a meternos más y más dentro de la corriente evolutiva del espíritu.

Liberándonos de nuestros miedos podremos acoger la vida con gran fuerza, sentido y confianza, pues sin confianza no existe la verdadera vida. En un mundo tan caótico y presa del miedo, solo la confianza puede devolvernos el verdadero sentido de la vida.

Así pues, *muladhara* nos recuerda: enraízate, áncla-te como lo hace un árbol con sus raíces y déjate llevar por las aguas de las emociones, los aires de los pensamientos, el fuego de los impulsos y los miedos de la tierra. Déjate llevar, déjate mover, déjate arder, déjate morir, pero nunca pierdas tu anclaje.

En resumidas cuentas: nunca pierdas tu VALOR.

Este libro se acabó de imprimir
en Huertas